ISBN 978-3-662-42741-5   ISBN 978-3-662-43018-7 (eBook)
DOI 10.1007/978-3-662-43018-7

Nachdruck ohne Genehmigung des Kaiserlichen Gesundheitsamtes und der Verlagshandlung nicht gestattet.

Das Veterinärwesen
einschließlich einiger verwandter Gebiete in Britisch-Indien und der Kolonie Ceylon.

Nach Berichten
von Dr. H. Finck, Arzt des Kaiserlichen Generalkonsulats in Kalkutta
sowie des Kaiserlichen Konsulats in Colombo auf Ceylon

bearbeitet durch

Geh. Regierungsrat **Wehrle**,
Mitglied des Kaiserlichen Gesundheitsamts.

Inhalt: I. Veterinärbehörden und tierärztliches Personal. A. Organisation der Veterinärbehörde. B. Geprüfte Tierärzte. C. Tierärztliche Bildungsanstalten; tierärztlicher Unterricht. D. Beamtete Tierärzte. E. Veterinärbehörden und tierärztliches Personal in der Kolonie Ceylon. — II. Viehbestand A. Zahl der Tiere. B. Hauptsächliche Tierrassen. C. Verhältnis des Viehbestandes zur Bevölkerung und zur Bodenfläche des Landes. D. Viehhaltung und Viehverwertung. E. Viehversicherung. F. Viehbestand in der Kolonie Ceylon. — III. Viehverkehr. A. Viehhandel im Inlande. B. Ausfuhr und Bestimmungsländer. C. Viehbeförderung auf Eisenbahnen und Schiffen. D. Viehmarktwesen; Beaufsichtigung der Viehmärkte. E. Viehverkehr in der Kolonie Ceylon. — IV. Bekämpfung der Viehseuchen. A. Abwehrmaßregeln gegen die aus dem Ausland drohende Viehseuchengefahr. B. Bekämpfung der Viehseuchen im Inlande. a) Veterinary Dispensaries, b) Rotz, Surra, Epizootische Lymphangitis, c) Beschälseuche, d) Bekämpfung anderer Viehseuchen, e) Rinderpest, f) Milzbrand, g) Hämorrhagische Septikämie, h) Rauschbrand, i) Maul- und Klauenseuche, k) Tollwut, l) Piroplasmosis, m) Krankheiten der Kamele. C. Impfstoffbereitungsanstalten. D. Staatliche Entschädigung bei Verlusten durch Viehseuchen. E. Nachrichtendienst bei Seuchenausbrüchen. F. Zustandekommen der Viehseuchenstatistik. G. Verhütung der Seuchenverschleppung nach dem Auslande. H. Desinfektion bei Viehseuchen. J. Unschädliche Beseitigung der Kadaver. Abdeckereiwesen. Verwertung der Häute und anderer Abfälle von seuchenkranken Tieren. K. Bekämpfung der Viehseuchen in der Kolonie Ceylon. — V. Schlachtvieh- und Fleischbeschau. A. Organisation der Schlachtvieh- und Fleischbeschau. Schlachthäuser. B. Ergebnisse der Schlachtvieh- und Fleischbeschau-Statistik. C. Verfahren mit beanstandetem Fleische. D. Vieh- und Fleischpreise. E. Verbote und Beschränkungen der Ein- und Durchfuhr von Fleisch, Fett und Erzeugnissen aus Fleisch und Fett. F. Exportschlächtereien. G. Trichinenschau. H. Staatliche Schlachtviehversicherung. J. Schlachtvieh- und Fleischbeschau in der Kolonie Ceylon.

I. Veterinärbehörden und tierärztliches Personal.

A. Organisation der Veterinärbehörde.

Die indische Veterinärbehörde, das „Civil Veterinary Department in India" ist eine Unterabteilung des „Department for Revenue and Agriculture" und somit dem Landwirtschaftsminister unterstellt. An der Spitze der Veterinärbehörde steht der

„Inspector General". Er hat seinen Sitz mit dem „Government of India" im Winter in Kalkutta und während des Sommers in Simla. Weitere Beamte der Veterinärbehörde sind

1. der „Imperial Bacteriologist" nebst seinen Assistenten,
2. der „Physiological Chemist", beide am bakteriologischen Laboratorium in Muktesar,
3. der Superintendent der „Government Cattle Farm" in Hissar,
4. ein mit dem Sonderstudium der Kamelkrankheiten beauftragter Beamter sowie
5. die Professoren der Veterinärhochschulen.

Letztere haben zwar mit der Veterinärverwaltung unmittelbar nichts zu tun, werden jedoch von den Superintendenten in allen wichtigen Fragen mit zu Rate gezogen. Die Vorstände der „Veterinary Colleges" in Kalkutta und Bombay stehen außerdem an der Spitze des betreffenden „Glanders und Farcy Department", und kommen auch hierdurch in nahe Berührung mit der allgemeinen Veterinärbehörde.

Das Land ist eingeteilt in Veterinärdistrikte, die im großen und ganzen den Provinzen entsprechen. Einige Provinzen sind in mehrere Veterinärdistrikte geteilt, andere zu einem solchen Distrikte vereinigt. An der Spitze je eines Veterinärdistrikts steht der „Superintendent" des Zivil-Veterinärdepartements. Im ganzen sind 14 solche Beamte tätig, nämlich: je ein Superintendent für Bengalen, Ost-Bengalen und Assam, Bombay, Sind nebst Baluchistan und Rajputana, Madras, die Zentralprovinzen; 2 Superintendenten in den Vereinigten Provinzen; 3 in Burma, 3 im Punjab nebst der Nordwest-Grenzprovinz.

In gleicher Weise wie bei der Zentral- bildet auch bei der Provinzialregierung die Veterinärverwaltung eine Unterabteilung der landwirtschaftlichen Behörde. Die Leiter der Veterinärdistrikte (Superintendenten) unterstehen dem „Director of Agriculture" der betreffenden Provinz.

Das Verwaltungsgebiet des „Civil Veterinary Department in India" umfaßt: ganz Britisch-Indien mit Einschluß von Burma, jedoch mit Ausnahme von Kashmir, Cutch, Kathiawar und der mehr oder weniger unabhängigen Eingeborenenstaaten Zentral-Indiens, Hyderabad, Mysore und Travancore. Unabhängig vom Civil Veterinary Department sind außerdem diejenigen Distrikte, in denen teils durch das „Army Remount Department", teils unter seiner Aufsicht von Privatpersonen Pferde- und Maultierzucht betrieben wird, und deren Veterinärangelegenheiten unter der Aufsicht des „Army Remount Department" stehen, soweit es sich um Pferde und Maultiere handelt. Für alles andere Vieh ist jedoch auch hier das Civil Veterinary Department zuständig. Die Distrikte, in denen die Pferdezucht seitens des „Army Remount Department" betrieben wird, sind:

Die Baluchistan Agency, umfassend ganz Britisch Baluchistan, Sind, etwa ein Drittel des Punjab, in den United Provinces ein Distrikt zwischen Ganges und Jumna und in der Bombay Presidency das Gebiet um Poona und Dhond.

Einen Distrikt für sich bilden die Cantonments, d. h. Garnisonsbezirke, deren Veterinärangelegenheiten mit der Zivilbehörde nichts zu tun haben. Eine strenge

Grenze läßt sich jedoch zwischen den Gebieten der Zivil- und Militärbehörde nicht ziehen, so daß beide Behörden auf taktvolles Zusammenarbeiten angewiesen sind.

B. Geprüfte Tierärzte.

Laut „Thackers Directory" praktizierten in Indien im Jahre 1908/09 38 geprüfte Tierärzte. Davon waren 5 in Kalkutta, 22 in Bombay, 4 in Rangoon und 7 in kleineren Städten ansässig. Außerdem geben sich viele Hufschmiede und verschiedene Quacksalber als Tierärzte aus. Von Staatswegen wird keine Kontrolle ausgeübt, so daß sich jedermann als Tierarzt niederlassen kann. Unberechtigter Gebrauch von Titeln ist jedoch auf Antrag strafbar.

Die meisten der 38 Privatpraxis treibenden Tierärzte haben in England studiert und besitzen englische Zeugnisse.

C. Tierärztliche Bildungsanstalten, tierärztlicher Unterricht.

In Indien gibt es 5 tierärztliche Bildungsanstalten.
1. das Bengal Veterinary College in Kalkutta,
2. das Bombay Veterinary College,
3. die Burma Veterinary School zu Insein bei Rangoon,
4. das Madras Veterinary College und
5. das Punjab Veterinary College in Lahore.

Diese Anstalten sind in ihren Einrichtungen und Anforderungen im großen und ganzen einander gleich. Auch die Aufnahmebedingungen sind an den einzelnen Schulen ungefähr dieselben. So wird z. B. von dem Bombay Veterinary College für die Aufnahme verlangt:

Alter nicht unter 16 Jahren. Wenn unter 18, dann ist Einwilligungserklärung des Vaters notwendig. Zeugnis über physische und moralische Befähigung zu dem Berufe, ebenso über genügende wissenschaftliche Vorbildung (6. englischer Standard). Kandidaten mit Universitätsreife wird die Aufnahmeprüfung erlassen; für alle andern erstreckt sich diese auf:

Laut Lesen (englisch), Diktatschreiben, englische Grammatik; Aufsatz von 40 Zeilen über einen einfachen Gegenstand; Übersetzung von 10 Zeilen der Muttersprache des Kandidaten ins Englische oder Prosa-Umschreibung von 10 Zeilen englischer Poesie; indische Geschichte; Geographie (Europa und Asien); Mathematik (Regel de tri, gewöhnliche und Dezimalbrüche). Nationalität, Religion und Kaste spielen keine Rolle. Körperlich schwache Leute werden nicht aufgenommen; das Mindestmaß ist 160 cm Körpergröße und je nach dem Alter 75 bis 82,5 cm Brustumfang.

Das Schulgeld beträgt in Bombay etwa 83 Mark im Jahr, in Kalkutta wird kein Schulgeld erhoben, und die im Internat lebenden Studenten bezahlen nur ihre Unterhaltskosten, die sich auf etwa 16 Mark im Monat belaufen. Außer diesen Vergünstigungen gibt es eine Menge von Stipendien; in Bombay z. B. 21; in Kalkutta waren 1907/08 sogar 41 Studenten Stipendieninhaber bei einer Gesamtfrequenz von nur 62 Studierenden. Einige Eingeborenenstaaten lassen auf Regierungskosten junge

Leute in den Veterinärschulen ausbilden, um sie nach bestandenem Examen in den neugegründeten oder zu gründenden Veterinärdienst zu übernehmen.

Die Aufnahmebedingungen werden im übrigen bei dem Mangel an Subalternbeamten im Civil Veterinary Department nicht streng gehandhabt; verlangt wird eigentlich nur, daß der Student dem Vortrag der Lehrer folgen kann. Im Jahre 1907/08 fanden im ganzen 294 Neuaufnahmen von Studierenden statt.

Das Studium dauert 3 Jahre. Am Ende eines jeden Jahres findet eine Prüfung statt („first, second, third professional diploma"). Die Prüfungsgegenstände entsprechen dem Lehrplan des betreffenden Jahres. Nach bestandenem dritten Examen haben die betreffenden das Recht, sich „Graduate of the Veterinary College" zu nennen. Im Jahre 1907/08 haben im ganzen 152 Studierende das dritte Examen bestanden.

Der Lehrplan der Veterinärschule in Bombay, dem die Lehrpläne der übrigen Schulen annähernd gleichen, lautet:

1. Jahr: Anatomie, 1. Hälfte, Anfangsgründe der Chemie und der Botanik (einschließlich Giftpflanzen), Arzneimittel-, Arzneiverordnungslehre, Handhabung der Tiere (Verbandlehre, Krankenpflege, Binden, Namen der verschiedenen Instrumente).

2. Jahr: Anatomie, 2. Hälfte (einschließlich vergleichende Anatomie), Physiologie, Einführung in die Pathologie, Therapie und Operationslehre, Gebrauch der verschiedenen Instrumente, Hygiene (einschließlich Tierzucht), Hufbeschlag. (Klinischer Unterricht im Hospital, Apotheke, anatomisches Präparieren und Operationen am toten Tier.)

3. Jahr: Innere Medizin und Operationslehre des Pferdes, desgleichen des Rindes, allgemeine Operationslehre, Therapie (einschließlich Toxikologie), Untersuchung, Altersbestimmung und Veterinärgesetze, Fleisch- und Milchhygiene.

Alle Prüfungen werden von Kommissionen abgehalten; der Inspector General oder ein von ihm ernannter und von der Regierung bestätigter Beamter des Civil Veterinary Department ist stets ein Mitglied der Kommission, und die betreffenden Lehrer sind niemals Examinatoren. Die Prüfungen sind nur mündlich und sehr kurz; sie dauern 10 Minuten für jeden Kandidaten in der Milchkontrolle und Fleischbeschau, 15 in der Therapie und 30 in jedem der übrigen Fächer.

Was die auf den einheimischen Veterinärschulen erworbenen Kenntnisse anbelangt, so sollen sie namentlich auf dem Gebiete der praktischen Chirurgie, der Infektionskrankheiten und in anderen besonders für Indien in Betracht kommenden Gegenständen durchaus befriedigend sein, so daß die einheimischen Schulen hierin irgend einem englischen College angeblich nicht nachstehen. Die Vorbildung ist aber grundverschieden, und die englischen Veterinärbehörden erkennen das indische Diplom nicht als vollwertig an.

Hinsichtlich des Besuchs und der Leistungen der tierärztlichen Bildungsanstalten in Indien stand im Verwaltungsjahre 1908/09 das „Punjab Veterinary College" in Lahore an der Spitze. Es ist die einzige Anstalt, in der in der Landessprache unterrichtet wird. Von 109 Studenten in der dritten Jahresklasse haben 69 in dem genannten Jahre das Schlußexamen bestanden. Im „Bengal Veterinary College" in Kalkutta bestanden 38 (von 51) Studenten das erste, 37 (von 48) das zweite und 25 (von 29) Studenten das Schlußexamen. In Bombay legten 24 (von 35) Studenten das erste, 26 (von 37) das zweite und 17 (von 23) das Schlußexamen ab. Im „Madras Veterinary College" bestanden 12 von 15 Studenten das erste, 16 von 20 das zweite und 24 von 29 das Schlußexamen. In Burma erledigten 25 von 28 Studenten das Schlußexamen.

Außer der Errichtung eines zweiten „College" mit Unterricht in der Landessprache wird von der Regierung die Errichtung eines „Imperial Veterinary College" erwogen, wo auch höhere Beamte ausgebildet werden können.

Meist werden die Tierarztkandidaten nach bestandenem Examen sofort als Tierärzte angestellt. Da diese Beamten in engste Berührung mit dem ganz ungebildeten Volke kommen, ist es unerläßlich, daß sie die betreffende Landessprache vollkommen beherrschen. Es besuchen deshalb immer nur Leute aus dem entsprechenden Sprachgebiet das Veterinary College ihrer Provinz, um dann nach bestandenem Examen in ihrer engeren Heimat Verwendung zu finden.

Alle tierärztlichen Lehranstalten unterstehen dem „Department for Revenue und Agriculture" mit Ausnahme von Bombay, wo die Veterinäranstalt dem „Educational Department of Government" unterstellt ist unter Mitwirkung des „Director of Agriculture".

D. Beamtete Tierärzte.

Die im Abschnitt A bereits erwähnten höheren tierärztlichen Beamten sind durchweg Engländer, und zwar ausgesuchte Leute, die in England studiert und dort ihre Prüfungen bestanden haben. Die Anwärter werden von dem Leiter einer tierärztlichen Lehranstalt empfohlen; ein höherer Beamter muß dann über Familienverhältnisse, Lebensweise usw. der vorgeschlagenen Herren die nötigen Ermittlungen einziehen. Die danach ausgesuchten Männer müssen sich dem Staatssekretär vorstellen und zuletzt noch einer besonderen Prüfung unterwerfen. Je nach den zur Verfügung stehenden Mitteln und den Bedürfnissen in Indien wird dann der eine oder andere noch zu besonderer Ausbildung ins Ausland geschickt oder arbeitet in England wissenschaftlich weiter, um nach Ablauf der ihm gewährten Vorbereitungszeit sich in seinem besonderen wissenschaftlichen Arbeitsgebiet zu betätigen. Alle anderen Beamten, die aus den tierärztlichen Bildungsanstalten in Indien hervorgehen, sind subaltern und können nicht in den höheren Dienst aufrücken. Im Jahre 1907/08 waren im ganzen 638 Subalternbeamte angestellt, und zwar

52 als „Veterinary Inspectors",

556 als „Vet. Assistants" und

30 als „Subordinate Teaching Staffe".

In letzterer Zahl sind eingeschlossen 6 Veterinärassistenten, die an „Pinjrapole-Societies", der Calcutta Municipalität (als food inspectors) oder bei „Native States" (eingeborenen Grundbesitzern) tätig sind. Die „Pinjrapoles" sind Heimstätten für alte und kranke Tiere, die in verschiedenen Städten (z. B. in Kalkutta, Hazaribagh, Bombay), von reichen „Jains" unterhalten werden. Nach der religiösen Auffassung der „Jains" ist nämlich das Töten eines Tieres unter allen Umständen sündhaft. Diese Heimstätten sind häufig Seuchenherde und die Quelle der Verbreitung verschiedener Viehseuchen.

Die Zahl der Veterinärassistenten wird allenthalben, soweit entsprechende Kräfte und Mittel zur Verfügung stehen, vermehrt. Im Jahre 1908/09 waren im ganzen 703 Subalternbeamte angestellt.

Die Bezahlung der tierärztlichen Subalternbeamten ist folgende:

Der Deputy Superintendent erhält 150 Rupies[1]) mit dem Dienstalter aufsteigend bis 400 Rs. im Monat (etwa 200 bis 450 M.).

Vet. Inspectoren 70 bis 150 Rs. (etwa 95 bis 200 M.) und

Vet. Assistants 30 bis 50 Rs. (40 bis 65 M.). Dazu kommen noch Sondervergütungen, wie Wohnungs- und Reisezulagen, so daß das Einkommen fast auf das Doppelte kommt.

Privatpraxis ist gestattet. Im Falle einer Vernachlässigung der amtlichen Tätigkeit kann aber ihre Ausübung zeitweilig verboten werden oder es werden Disziplinarstrafen in Form von Gehaltsabzügen oder Versetzung usw. verhängt.

Die Subalternbeamten sind Regierungsbeamte mit Pensionsberechtigung. Sie unterstehen dem „Superintendent Civil Veterinary Department", der auch alle Fragen über Urlaub, Versetzung usw. entscheidet, nach Verständigung mit den örtlichen Behörden.

Der „Veterinary Assistant" hat entweder eine Wandertätigkeit („itinerating") oder besitzt einen festen Wohnsitz („stationary"). Im ersteren Falle hat er einen bestimmten Bezirk zu bereisen und Operationen, insbesondere Kastrationen sowie die Behandlung kranker Tiere vorzunehmen, während der „stationary assistant" einer „Veterinary Dispensary" (vergl. S. 267) vorsteht und die Behandlung der Tiere an dem betreffenden Orte vornimmt; auch er hat jedoch vielfach in die Umgebung seines Standquartiers zu reisen. Im ganzen wurden im Jahre 1907/08 von 403 Wanderassistenten und Inspektoren 52 827 Dörfer besucht und 295 205 Fälle behandelt und in 336 „Veterinary Dispensaries" wurden von 342 „stationar assistants" 335 035 Fälle, teils im Hospital, teils ambulatorisch, behandelt. Bei der Verwendung von Medikamenten aus der „Veterinary Dispensary" in seiner Privatpraxis hat der „Veterinary Assistant" je nach der Vereinbarung mit der örtlichen Behörde den Wert zu ersetzen oder einen Teil des erhaltenen Honorars in den „Dispensary Fund" abzuführen.

Einige Veterinary Assistants haben besondere Verwendung, so sind zwei dem bakteriologischen Laboratorium in Muktesar zugeteilt, einige gehören zum Stabe der verschiedenen Veterinary Superintendents und wieder andere sind bei Großgrundbesitzern tätig.

Die Gehälter sowie die nach Abzug der Einnahmen verbleibenden Unkosten der Veterinary Dispensaries werden etwa zur Hälfte aus Provinzial-, zur Hälfte aus Ortskassen bezahlt. Es ist dies in den meisten Fällen so, daß in bestimmten Distrikten die Provinzial-Regierung für die ganzen Kosten aufkommt, in anderen die örtliche Behörde. Manchmal teilen sich beide Behörden in die Kosten. Das bakteriologische Laboratorium in Muktesar mit der Filiale in Bareilly und die Regierungsfarm in Hissar werden von der Reichsregierung unterhalten.

---

[1]) 1 Rupie = 1,33 M.

Die als nicht unter der Kontrolle des Civil Veterinary Department stehend erwähnten Eingeborenen-Staaten (vergl. S. 245) haben zum Teil auch Veterinary Departments eingerichtet oder sind im Begriffe, es zu tun.

E. Veterinärbehörden und tierärztliches Personal in der Kolonie Ceylon.

In der Kolonie Ceylon unterstehen die tierärztlichen Angelegenheiten einem Regierungstierarzt, dem ein Assistent und neun Inspektoren beigeordnet sind.

Der Regierungstierarzt muß Mitglied einer Königlichen tierärztlichen Lehranstalt in Großbritannien sein, während der Assistent aus der Reihe der Schüler der tierärztlichen Bildungsanstalt in Bombay entnommen wird. Die Inspektoren werden von dem jeweiligen Regierungstierarzt ausgebildet.

Tierärztliche Bildungsanstalten bestehen auf Ceylon nicht.

Die vom Staate angestellten Tierärzte haben die Erlaubnis zur Ausübung von Privatpraxis.

II. Viehbestand.
A. Zahl der Tiere.

Die zahlenmäßigen Angaben über den Viehbestand sind ungenau; sie sind zwar alle amtlichen Aufstellungen entnommen, doch diese besagen selbst, daß es sehr schwierig, wenn nicht ganz unmöglich sei, genaue Zahlen zu erhalten. Die Zahlen stammen für die verschiedenen Bezirke aus verschiedenen Zeiten und für zwei große Provinzen (darunter die größte und am dichtesten bevölkerte, Bengalen) sind sie künstlich berechnet. Trotzdem geben sie in Ermangelung genauerer Aufstellungen ein ungefähres Bild der bestehenden Viehbestandsverhältnisse. Größtenteils beziehen sich die Zahlen auf das Jahr 1905/06; danach ergibt sich für die einzelnen Provinzen von Britisch-Indien nachstehender Viehbestand:

	Ochsen und Stiere	Büffel	Kühe	Büffelkühe
Upper Burma	799 929	101 461	802 017	102 950
Lower Burma	704 487	280 713	398 522	245 571
Agra Burma	7 617 344	609 820	5 019 452	2 624 889
Oudh	3 578 651	259 651	2 251 498	891 361
Aimer-Merwara	75 573	4 001	79 246	23 569
Pargana Manpur (Central-India)	2 173	49	2 082	807
Punjab	4 095 529	575 471	3 064 010	1 885 278
North-West Frontier Province	368 906	11 196	261 763	122 237
Sind	566 997	5 316	536 866	222 719
Bombay	2 488 755	202 677	1 372 838	774 819
Central-Province	3 042 397	367 197	2 593 295	600 411
Berar	664 545	26 377	481 894	225 636
Madras	4 759 653	899 781	4 086 013	1 804 787
Coorg	51 653	16 230	42 077	10 167
	28 816 592	3 359 940	20 991 573	9 535 201
	32 176 532		30 526 774	
Bengal		6 284 400		6 549 000
East-Bengal. a. Assam		4 863 600		4 078 000
Zusammen		43 324 532		41 153 774

Die Anzahl des Jungviehs (Kälber und Büffelkälber) in ganz Britisch-Indien einschließlich Assam, aber ausschließlich Bengalen und Ostbengalen, beträgt 25 992 039 Stück. In dem gleichen Gebiet sind außerdem vorhanden: Schafe 18 029 181, Ziegen 25 172 701, Pferde (und Ponies) 1 302 074, Kamele 393 309, Esel 1 194 138, Maultiere (und -esel) 54 684.

Der Bestand an Ochsen, Stieren, Büffeln, Kühen und Büffelkühen ist im Vergleich mit demjenigen des Jahres 1903/04 etwa um 4% gestiegen. Man wird deshalb nicht fehlgehen, wenn man für 1907/08 eine weitere Vermehrung um etwa 4% annimmt, so daß in diesem Jahre insgesamt vorhanden waren etwa 45 057 513 (Ochsen, Stiere und Büffel) und 42 799 925 (Kühe und Büffelkühe).

Die Zahlen für Jungvieh erhöhen sich ebenfalls um 4% und kommen damit auf 26 958 920.

Das übrige Vieh zeigt von 1903/04 bis 1905/06 andere Vermehrungskoeffizienten. Die Schafe mit 0,56% kommen für das Jahr 1907/08 auf 18 130 144.

Pferde und Ponies (2,3%) auf 1 332 021.

Esel (2%) auf 1 118 021.

Kamele (3%) auf 405 108.

Ziegen (1%) auf 25 424 428. Maultiere und -esel bleiben unverändert (54 684), wenn eine stetige Vermehrung dieser Tierarten angenommen wird.

Was die Eingeborenen-Staaten anbelangt, so sind nur von einigen diesbezügliche Zahlen erhältlich, die aber noch viel ungenauer sind, als diejenigen von Britisch-Indien.

Für die sogenannten „Tributary or Feudatory States under Local Governments" mit einer Bodenfläche von 174 328 401 acres (735 507 qkm) und einer Bevölkerung von 23½ Millionen Menschen außer der Bevölkerung kleinerer Gebiete, die bei der Volkszählung 1901 vom britischen Territorium nicht getrennt bearbeitet wurden, besteht überhaupt keinerlei landwirtschaftliche Statistik.

Von den übrigen Eingeborenen-Staaten (es sind dies, zum Unterschied von den vorhergehenden, die sogenannten: „States having direct political with the Government of India"), nämlich: Baluchistan (54 821 760 acres, 221 864 qkm, 467 559 Einwohner), Hyderabad (52 926 720 acres, 214 194 qkm, 11 141 142 Einwohner), Baroda (5 183 360 acres, 20 977 qkm, 1 952 692 Einwohner), Kashmir (51 776 000 acres, 209 537 qkm, 2 905 578 Einwohner), Mysore (18 836 529 acres, 76 231 qkm, 5 449 800 Einwohner ausschließlich der Garnison und Zivilbevölkerung von Bangalore); Rajputana-States (81 626 240 acres, 330 341 qkm, 9 723 301 Einwohner) und Central-India (50 414 080 acres, 204 026 qkm, 8 628 781 Einwohner) gibt es nur für Mysore eine vollständige Statistik. Für Baluchistan, Hyderabad, Baroda und Kashmir gibt es überhaupt keine, von den Zentral-Indischen Staaten nur für Gwalior und von den Rajputana-Staaten für Jaipur, Bikaner, Marwar, Tonk, Alwar, Kishangarh, Bharatpur, Ihalawar, Kotah eine Statistik. Die entsprechenden Zahlen sind folgende:

Mysore: 1 468 083 Ochsen und Stiere; 85 136 Büffel; 1 337 776 Kühe; 449 931 Büffelkühe; 1 233 553 Kälber und Büffelkälber; 1 893 348 Schafe; 1 239 808 Ziegen; 22 243 Pferde und Ponies; 4 Maultiere; 51 830 Esel. Kamele fehlen.

Central-India. Gwalior: 14845264 acres (60076 qkm), 2933001 Einwohner, 520910 Ochsen und Stiere; 23327 Büffel; 692100 Kühe; 272927 Büffelkühe; 633228 Kälber und Büffelkälber; 2032 Kamele; 175155 Schafe; 594111 Ziegen; 34773 Pferde und Ponies; 18826 Esel und Maultiere.

Rajputana-States. Jaipur: 9970560 acres (40348 qkm); 2658666 Einwohner; 113365 Ochsen und Stiere; 12992 Büffel; 108233 Kühe; 45723 Büffelkühe; 81474 Kälber und Büffelkälber; 11546 Esel; 115635 Schafe; 223582 Ziegen; 4400 Pferde und Ponies; 3916 Kamele und 225 Maultiere.

Bikaner: 14919040 acres (60379 qkm); 584627 Einwohner; 17309 Ochsen und Stiere; 2634 Büffel; 66106 Kühe; 9924 Büffelkühe; 37126 Kälber und Büffelkälber; 373070 Schafe; 118963 Ziegen; 291 Pferde und Ponies; 1278 Esel; keine Maultiere und 20614 Kamele.

Marwar: 22410240 acres (90687 qkm); 1935565 Einwohner; 55331 Ochsen und Stiere; 1269 Büffel; 58427 Kühe; 19327 Büffelkühe; 340 Pferde und Ponies; 14102 Kälber und Büffelkälber; 318957 Schafe; 205096 Ziegen; 3394 Esel und Maultiere; 5765 Kamele.

Tonk: 1649892 acres (6677 qkm); 273201 Einwohner; 58854 Ochsen und Stiere; 2321 Büffel; 63698 Kühe; 30874 Büffelkühe; 35027 Stück Jungvieh; 24372 Schafe; 44145 Ziegen; 3059 Pferde und Ponies; 1734 Esel; keine Maultiere; 1056 Kamele.

Alwar: 2034681 acres (8234 qkm); 828487 Einwohner; 132871 Ochsen und Stiere; 9347 Büffel; 125399 Kühe; 70096 Büffelkühe; 138359 Stück Jungvieh; 373003 Schafe und Ziegen; 3938 Pferde und Ponies; 13133 Esel und Maultiere; 3433 Kamele.

Kishangarh: 549120 acres (2222 qkm); 90970 Einwohner; 14670 Ochsen und Stiere; 1020 Büffel; 18375 Kühe; 5271 Büffelkühe; 9378 Stück Jungvieh; 44037 Schafe; 31405 Ziegen; 758 Pferde und Ponies; 7 Maultiere; 1058 Esel; 477 Kamele.

Jhalawar: 527204 acres (2133 qkm); 90175 Einwohner; 13724 Ochsen und Stiere; 242 Büffel; 25493 Kühe; 12326 Büffelkühe; 10014 Stück Jungvieh; 879 Esel; keine Maultiere; 2062 Schafe; 20119 Ziegen; 1861 Pferde und Ponies; 242 Kamele.

Bharatpur: 1263408 acres (5113 qkm); 626665 Einwohner; 80941 Ochsen und Stiere; 16892 Büffel; 91422 Kühe; 52472 Büffelkühe; 12519 Esel; 118762 Stück Jungvieh; 37491 Schafe; 125401 Ziegen; 5469 Pferde und Ponies; 739 Maultiere; 1646 Kamele.

Kotah: 3637760 acres (14721 qkm); 544879 Einwohner; 102433 Ochsen und Stiere; 1657 Büffel; 122301 Kühe; 46506 Büffelkühe; 30369 Stück Jungvieh; 22118 Schafe; 96608 Ziegen; 4190 Pferde und Ponies; 3223 Esel; 25 Maultiere und 3437 Kamele.

Die Viehbestandszahlen aus den Eingeborenen-Staaten stammen durchweg aus dem Jahre 1905/06; sie sind annähernd dieselben oder niedriger als die entsprechenden für 1903/04, und es ist unmöglich, eine Schätzung des Zuwachses (oder der weiteren Abnahme) zu geben.

Ochsen und Büffel sind Zug- und überhaupt Arbeitstiere. Kühe und Büffelkühe werden zur Zucht und Milchgewinnung gehalten, dagegen nicht als Arbeitstiere benutzt.

Großvieh wird nur für Europäer geschlachtet, und dies in nennenswertem Maße nur in den großen Städten. Besonders für diesen Zweck gezüchtet wird Vieh nirgends. Nicht einmal eine besondere Fütterung (Mästung) des Schlachtviehs findet statt. Die Mohammedaner und einige niedrige Hindukasten und Ureinwohner essen Ziegen- und Schaffleisch, besonders ersteres.

B. Hauptsächliche Tierrassen.

Pferde.

Von indischen Pferderassen verdienen folgende besondere Erwähnung.

Die Rajputana- und Kathiawar-Pferde sind kleine, feinknochige Tiere von großer Ausdauer. Vermutlich haben sie einen starken Einschlag von Araberblut. Auch in der Provinz Bombay werden diese oder ihnen ähnliche Pferde gezüchtet.

Das Bimthadi-Pferd des Dekkan gilt als eines der besten und edelsten Pferde Indiens. In demselben Gebiete erwähnenswert ist noch der Maratha-Pony.

Die Waziri- und Baluchi-Pferde sind ausdauernde und sehr abgehärtete Arbeitspferde. Ihre Kreuzungen mit Arabern und englischem Vollblut liefern für das Militär brauchbare Remonten.

Der Ekka-Pony (Ekka = kleiner zweirädriger Wagen) ist unter den zahlreichen Pferderassen des Punjab besonders hervorzuheben. Es gilt als keine außergewöhnliche Leistung für diese weniger schönen als ausdauernden Tiere, wenn sie an einem Tage mit drei Passagieren 60 Meilen zurücklegen.

Die Birma-Ponies sollen aus den Shan Staaten und aus Manipur stammen. Der reine Manipur wird allgemein als die beste Ponyrasse Indiens angesehen; er ist ein großer Gewichtsträger und von staunenswerter Ausdauer.

Von den im Himalaya heimischen Rassen sind die bekanntesten der Khund-, Buthia- und Yarkand-Pony. Sie finden hauptsächlich als Reittiere Verwendung und eignen sich hierzu ausgezeichnet vermöge ihrer Ausdauer und Trittsicherheit auf den schmalen und harten Gebirgspfaden.

Die auf Ceylon vorhandenen Pferde sind größtenteils australischer oder arabischer Herkunft. Vereinzelt wird auch englisches Vollblut zu Rennzwecken eingeführt.

Rinder.

Rassereines Vieh findet man nur in den Teilen Indiens, wo Boden und Klima sich zur Viehzucht eignen. Es sind dies meistens hügelige und gebirgige Gegenden mit etwa 100 cm Regen, guten natürlichen Wasserabflüssen und vielen schattenspendenden Bäumen. In derartigen Distrikten, die überdies so gelegen sein müssen, daß aus der Nachbarschaft Futter zur Ergänzung der Weidefütterung im Notfall leicht beschafft werden kann, werden die folgenden wichtigsten indischen Rinder- und Büffelrassen angetroffen.

Das Amrit Mahal-Rind von Mysore. Weiß oder grau, mittelgroß, sehr ausdauernd und schnell bei mäßiger Belastung, wächst sehr langsam; die Kühe geben wenig

Milch. Ein Paar Ochsen kosten 400 bis 550 M. Es gilt als die bei weitem edelste Rasse, und tatsächlich kommt ihm kein anderes indisches Rind hinsichtlich seiner Eigenschaften annähernd gleich.

Das Nellore-Rind von Nellore (Madras). Ebenfalls weiß oder grau, aber größer als das vorige. Die größeren Ochsen eignen sich für schwere, langsame Arbeit. Die Kühe geben mehr Milch als die vorigen; die Rasse ist ursprünglich dieselbe wie das sogenannte „Kistna Valley-Vieh" Bombays und sehr ähnlich dem „Archi-Rind" der Zentral-Provinzen; nur geben die Kühe letzteren Schlages nicht soviel Milch.

Das Malvi-Rind in Zentral-Indien. Seit sehr langer Zeit rein gezüchtete Rasse; weiß oder grau, klein aber breit und kräftig, geeignet für alle Art Feldarbeit (Pflug, Karre, Pumpe). Die Tiere werden in ziemlich großer Menge jährlich nach Süd-Indien verkauft, wobei für das Paar Ochsen etwa 200 bis 240 M erzielt werden. Die Kühe geben sehr wenig Milch.

Ein dem Malvi-Rinde sehr ähnlicher Schlag ist das Kheri-Rind aus den United Provinces.

Das Gir-Rind in den Gir-Gebirgen im Süden von Kathiawar. Reine Rasse. Typus von den übrigen Rassen Indiens sehr abweichend (meist zweifarbig, stark entwickeltes Stirnbein, hängende Ohren, die sich nach vorn umlegen lassen und bei Kälbern oft bis zur Nase reichen), mittelgroß, gut proportioniert. Die Kühe geben verhältnismäßig viel Milch (bis 11 Liter), kalben aber unregelmäßig, besonders wenn sie von der Weide genommen werden. Eine gute Kuh ist etwa 80 M wert; Ochsen und Stiere werden für Feldarbeit verwendet, sind aber langsam und werden im Alter faul; wegen ihrer weichen und deshalb empfindlichen Klauen müssen sie beschlagen werden.

Das Gujarat-Rind im gleichnamigen Distrikte. Der beste Schlag ist als „Kankreji" oder „Wadial" Vieh bekannt. Wohl das tauglichste Rind für allgemeine landwirtschaftliche Arbeit; schnell und kräftig. Weiß, hell- bis dunkelgrau, langbeinig, den Kopf hochtragend, Hörner spiralig gekrümmt. Die Kühe kalben regelmäßig, geben aber wenig Milch. Wert nach Qualität verschieden; ein gutes Paar Ochsen kostet etwa 330 M.

Das Hansi- oder Hariana-Rind im östlichen Punjab. Seine besten Exemplare sind der vorigen Rasse sehr ähnlich. Die Kühe geben mehr Milch als diese. Da eine erhebliche Ausfuhr nach anderen Teilen Indiens stattfindet, hat die eigentliche Heimat ihr bestes Zuchtvieh verloren, und die Rasse ist nicht mehr so berühmt wie früher. Es wird jedoch angenommen, daß sie bald wieder ihre frühere Höhe erreicht, da die Regierung auf ihrer in der gleichen Gegend liegenden Zuchtfarm Hissar Bullen zur Verteilung unter die Bauern züchtet. Außerdem besteht eine große Nachfrage nach guten Ochsen in den um die neu angelegten Kanäle im Punjab entstandenen Kolonien. Ein Paar junger Ochsen ist 210 bis 270 M wert.

Das Rind von Lower Sind. Keine reine Rasse. Beste Tiere mittelgroß, massiv mit kurzen Beinen, verschieden in Farbe, wären sehr geeignet als Schlachtvieh. Die Kühe kalben regelmäßig und geben viel Milch (bis 13 und 14 Liter), sie werden mit 65 bis 80 M für das Stück bezahlt. Das Vieh wird sehr zahm, so daß die

Bullen im allgemeinen nicht kastriert werden. Ein gutes Paar junger Ochsen kostet etwa 110 M. Sie sind jedoch nicht stark genug für schwere Zugarbeit und zu langsam für leichte Feldarbeit.

Das Montgomery-Rind im Punjab. Es ist klein, kurzbeinig, von verschiedenen Farben (weiß, grau und dunkelrot; auch gescheckt). Gewöhnliche Kühe geben etwa 7 Liter Milch und kosten 65 bis 80 M; besonders gute Milchkühe werden mit bis zu 140 M bezahlt.

Das Rind in Bengalen, besonders im Delta, ist von viel geringerer Beschaffenheit als die vorstehend erwähnten Rassen. Selbst in an und für sich zur Viehzucht geeigneten Distrikten mit mäßigem Regen, wie z. B. Bihar, wird nur minderwertiges Vieh gezüchtet. Es kommt dies daher, daß bei der sehr dichten Bevölkerung die Grundstücke durchschnittlich klein sind, der Bauer nur wenig Vieh halten und sich auf planmäßige Zucht nicht verlegen kann. Die Regierung hat auch hier schon viel zur Verbesserung getan. In Bihar gibt es außerordentlich viele „Pols", das sind heilige Stiere, die sehr fett werden, die Felder beschädigen und als Zuchttiere untauglich sind (vergl. „Brahmini-Bulls" S. 260).

Büffel.

Die Büffel gedeihen in Gegenden mit viel Regen besser als die Rinder. In den Reisländern werden sie vielfach an Stelle der Rinder zu landwirtschaftlichen Arbeiten verwendet. Sie verlangen ein zweimaliges Bad jeden Tag, wenn sie nicht überhaupt stets Gelegenheit haben ins Wasser zu gehen. Es sind große kräftige Tiere, und ihr Unterhalt kostet viel, wenn nicht sehr gute Weide vorhanden ist. Männliche Büffel sind im allgemeinen sehr billig. Die Büffelkühe geben mehr als die doppelte Menge Milch als Kühe. Die Büffelmilch enthält mehr Fett als Kuhmilch. Gute Büffelkühe, wie z. B. die von Delhi, die in ihrer Heimat 22 bis 23 Liter Milch geben, woraus fast 2 kg Butter hergestellt werden können, sind 200 bis 270 M wert. Eine fast ebenso gute Büffelrasse wie die Delhi-Büffel sind die sogenannten Jafarabadi-Büffel, die in den Gir-Gebirgen in Kathiawar gezüchtet werden.

Die Büffel aus dem Süden sind kleiner, geben weniger Milch und sind infolgedessen nicht so wertvoll wie diejenigen aus dem Norden. Die besten kommen aus Gujarat, und zwar aus dem Kaira-Distrikt und Baroda. Man nennt sie gewöhnlich Surati-Büffel. Eine besonders gute Büffelkuh aus dem Süden kann bis 13 Liter Milch geben und kostet 160 bis 190 M.

Die Regierung hat genaue Studien über Kreuzungen und Fortkommen der vorhandenen Rassen in anderen Gegenden als ihrer engeren Heimat angestellt, deren Ergebnisse jetzt in die Praxis übertragen werden. Es wird damit angestrebt, die vorhandenen guten Rassen rein zu erhalten und da, wo minderwertige Rassen bestehen, durch Zuchtwahl bessere aus dem einheimischen Vieh heranzuzüchten.

Schafe und Ziegen.

Von Schafen und Ziegen gibt es eine außerordentlich große Menge verschiedener Arten, ohne daß bestimmte Rassen als feststehend beschrieben werden können.

Versuche zur Verbesserung der Zuchtverhältnisse sind in kleinem Maßstabe gemacht worden. Unter anderem soll die Kreuzung von Schafen aus dem Dekkan mit afghanischen Fettschwanz-Widdern gute Ergebnisse zeigen.

Schweine.

Nennenswerte Schweinezucht wird nicht betrieben, weil Hindus und Mohammedaner besserer Kasten sich mit diesen Tieren nicht befassen. Auf Ceylon ist ein kleines, schwarzes, halbwildes Schwein heimisch. Aus England sind Yorkshire- und Berkshire-Schweine eingeführt worden.

C. Verhältnis des Viehbestandes zur Bevölkerung und zur Bodenfläche des Landes.

Die Volkszählung vom Jahre 1901 ergab für Indien, abgesehen von Bengalen sowie Ostbengalen und Assam, eine Bevölkerung von 114 138 607 Seelen. Diese Volkszahl verteilt sich in folgender Weise auf die nachstehenden Provinzen, in denen — nach dem Stande von 1905/06 — die daneben angegebenen Mengen Großvieh und Jungvieh vorhanden waren.

Provinzen	Bevölkerung 1901 Seelen	Großvieh 1905/06 Stück	Jungvieh 1905/06 Stück
Burma	10 386 000	3 435 650	1 264 861
United Provinces	43 700 000	22 872 666	9 554 054
Aimer-Merwar	272 000	182 389	39 977
Punjab	13 220 000	9 620 288	3 681 891
Nord-West Frontier Province . . .	2 125 000	764 102	229 028
Bombay	9 280 000	4 839 089	1 875 429
Central-Province und Berar . . .	9 475 000	8 001 752	2 471 067
Madras	25 500 000	11 550 234	4 988 316
Coorg	180 607	120 127	40 194
Zusammen	114 138 607	61 386 297	24 144 317

Durch Hinzurechnung einer seit 1901 bis 1905/06 als gleichmäßig fortgeschritten angenommenen Bevölkerungszahl von 2,3 % gelangt man auf eine Bevölkerung für 1905/06 von 116 763 795 Seelen. Berechnet man das Verhältnis des Viehbestandes zu dieser Bevölkerungszahl, so ergeben sich für Britisch-Indien, ausschließlich Bengalen, Ostbengalen und Assam, auf den Kopf der Bevölkerung:

0,58 Stück Großvieh und 0,73 Stück Großvieh und Jungvieh zusammen gerechnet.

Um Bengalen sowie Ostbengalen und Assam mit einbegreifen zu können, muß man die Bevölkerungs- und Viehbestandsziffern des übrigen Indien für 1907/08 berechnen und dann die erst für dieses Jahr vorliegenden Zahlen aus den genannten beiden Provinzen hinzuzählen. Hiernach ergibt sich:

Bevölkerung der 9 vorgenannten Provinzen im Jahre 1901 . .	114 138 607 Seelen
Vermehrung bis 1907/08 (3,3%)	3 766 514 „
Bevölkerung von Bengalen, Ostbengalen und Assam im Jahre 1907/08	80 586 744 „
Gesamtbevölkerung	198 491 925 Seelen.
Großvieh wie vorher im Jahre 1905/06	61 386 297 Stück
Vermehrung bis 1907/08 + 4%.	2 455 452 „
Großvieh in Bengalen, Ostbengalen und Assam	21 775 000 „
Zusammen	85 616 749 Stück
Jungvieh wie vorher im Jahre 1905/06	24 144 317 Stück
Jungvieh in Bengalen, Ostbengalen und Assam	8 516 000 „
Zusammen	32 600 317 Stück.

Für ganz Britisch-Indien ergibt sich aus diesen Zahlen ein Verhältnis von 0,43 Stück Großvieh und von 0,6 Stück Großvieh und Jungvieh zusammen auf den Kopf der Bevölkerung.

Das Verhältnis des Viehbestandes zur Bodenfläche des Landes muß mangels einer allgemeinen offiziellen Statistik zunächst wieder für Bengalen sowie Ostbengalen und Assam gesondert betrachtet werden.

Im Jahre 1905/06 wurden gehalten in

1. Bengalen: 12 833 400 Rinder und Büffel auf einer bebauten Bodenfläche von 34 320 000 acres (138 883 qkm) = 0,924 Stück Großvieh auf 1 ha.
2. Ostbengalen und Assam: 8 941 600 Rinder und Büffel auf einer bebauten Fläche von 20 710 000 acres (83 807 qkm) = 1,063 Stück Großvieh auf 1 ha.

In ganz Britisch-Indien, einschließlich Bengalen, Ostbengalen und Assam, belief sich der gesamte Großviehbestand im Jahre 1905/06 auf 84 478 306 Stück bei einer gesamten Bodenfläche von 2 329 944 qkm. Das ergibt 36,258 Stück Großvieh auf 1 qkm.

Unter Einbeziehung des Jungviehs ergibt sich ein Verhältnis von 50 433 Stück Groß- und Jungvieh auf 1 qkm.

Für Indien außer Bengalen, Ostbengalen und Assam, ergeben sich bezüglich der übrigen Haustierarten folgende Verhältniszahlen: Auf 1 qkm der gesamten Bodenfläche 10,72 Schafe, 14,12 Ziegen, 0,745 Pferde, 0,66 Esel und 0,03 Maultiere.

Für Kamele lassen sich derartige Berechnungen nicht anstellen. Denn diese Tiere werden nur in einigen Gegenden gehalten, deren Gesamtbodenfläche als nicht zusammenfallend mit abgegrenzten vermessenen Bezirken schwer zu ermitteln ist.

D. Viehhaltung und Viehverwertung.

Man geht wohl nicht fehl in der Annahme, daß etwa neun Zehntel der Bevölkerung ganz Indiens unmittelbar oder mittelbar vom Ackerbau leben. Es sind dabei mit eingerechnet die vielen Mitglieder der Dorfgemeinden, die zwar nicht selbst Ackerbau treiben, aber doch in Diensten der Bauern sind und ihren Unterhalt aus dem Ertrage ihrer Felder decken. Ebenso ist die große Anzahl derer miteinbezogen, die Ackerbau neben ihrem Hauptberufe betreiben.

Reine Ackerbauer wies die Volkszählung von 1901 auf 196000000, worin etwa 4000000 Viehzüchter und Viehhändler einbegriffen sind. Die Gesamtbevölkerung betrug im Jahre 1901 im ganzen 294000000 Personen.

Der Landwirt ist auf Ochsen und Büffel (in einigen Distrikten auch Kamele) angewiesen. Wenn er nicht selbst Züchter ist, so muß er sich die Tiere kaufen. Sein Hauptaugenmerk richtet der indische Züchter auf die Aufzucht von Zugochsen. Die Aufzucht von Milchkühen kommt weniger in Betracht, da Büffelkühe mehr Milch geben. Ein großer Teil des indischen Viehes ist zur Zucht oder Arbeit wenig geeignet. Da der Hindu die Kuh als heilig betrachtet, und die Religion ihm überhaupt das Töten eines Tieres verbietet oder wenigstens als verwerflich erscheinen läßt, so läßt man die Tiere am Leben, bis sie an Altersschwäche oder während einer Futternot eingehen. Dabei wird aber das Vieh im allgemeinen sehr schlecht behandelt. Die Zugochsen werden bis aufs äußerste geschunden, und nur die Angst, das Tier möchte arbeitsunfähig werden, setzt der Quälerei ein Ziel, die aus dem in schlechten Jahren oft halbverhungerten Tiere die gerade noch mögliche Arbeitsleistung herausschlagen will. Fast jede indische Bauernpeitsche hat am Ende einen Eisenstachel oder besteht überhaupt nur aus einem mit diesem versehenen Stock, und unbarmherzig stößt der Treiber den Stachel in die Haut der Tiere, die meist mit Wunden und Geschwüren bedeckt ist. Den besten Beweis für diese rohe Behandlung der Tiere liefern die auf den Markt kommenden Häute. Mehr als $^3/_4$ der Ochsenhäute werden als geringwertige Ware der Hautdefekte wegen ausgemustert. Die Häute aus den Regierungsställen, wo Tierquälereien streng bestraft werden, bilden als sogenannte „Commissariat"-Häute eine besondere erste Qualität; Kuhhäute weisen weniger die Spuren von Mißhandlungen auf als die Folgen von Hunger und Alter.

Besonders gering ernährt ist das Vieh im „Delta"-Land, insbesondere in den Reisgegenden. Weide ist dort nur ganz wenig vorhanden oder fehlt überhaupt, und das Reisstroh, das allein als Füllfutter in Frage kommt, hat sehr wenig Nährwert.

Besser liegen die Verhältnisse auf der übrigen indischen Halbinsel, wo einige wirklich gute Viehzuchtgegenden vorhanden sind (vergl. S. 254). In diesen Bezirken wird das Vieh in großen Herden von Hirten, die meist auch die Eigentümer sind, gehalten. Diejenigen männlichen Tiere, die nicht zu Zuchtzwecken behalten werden, werden ganz jung entweder kastriert oder verkauft; sämtliches Jungvieh bleibt fast dauernd auf der Weide.

Außer in den genannten, für Viehzucht gut geeigneten Bezirken wird nur geringes Vieh gezüchtet. In den gebirgigen Gegenden ist der Boden im allgemeinen arm und bringt nur spärliches Gras hervor. Einige Gebirgsabhänge liefern zwar genügend Gras, es ist aber von schlechter Beschaffenheit, und die betreffenden Gegenden eignen sich auch sonst der sehr großen Regenmenge wegen nicht zur Viehzucht. In einigen wenigen Distrikten wird das Vieh mit eigens angebautem Futter ernährt. In diesen Fällen besitzt der Eigentümer meist nur 1 bis 2 Kühe und einiges Jungvieh. Die Tiere werden zu Herden vereinigt und von den Dorfjungen gehütet; frühzeitige

Kastration der männlichen Tiere wird nicht ausgeübt und das Decken der Kühe geschieht ohne Kontrolle. Nach der Ernte werden die Tiere für ein paar Wochen in die Stoppelfelder getrieben, als Ersatz für eine Weide, die ihnen nicht geboten werden kann. Das in dieser Weise gehaltene Vieh ist natürlich von geringer Qualität.

Die Regierung sucht soweit als möglich Weide in den Wäldern zu gewähren, namentlich in schlechten Jahren. Es kann dies natürlich nur in dem Maße geschehen, als es sich mit dem Interesse der Forstwirtschaft verträgt. Während der Zeit einer Hungersnot werden stets große Weideflächen aufgemacht, auf die das Vieh, soweit es noch beförderungsfähig ist, von den am schwersten betroffenen Gegenden auf Regierungskosten geschafft wird. Außerdem werden stets große Vorräte von Heu und anderen Futtermitteln zur Verteilung an die geschädigten Distrikte aufgespeichert. Trotzdem geht jährlich eine Menge Vieh ein, da im allgemeinen gleich sehr große Distrikte von Hungersnot befallen werden, und derartige Mengen Futter schon der Beförderungsschwierigkeiten wegen nicht zur Verteilung kommen können. Außerdem kommt die Fürsorge für die Menschen natürlich in erster Linie in Betracht.

Eine Verbesserung der indischen Viehrassen und die Hebung der Viehzucht in diesem Lande sind aus verschiedenen Gründen sehr schwierig. Aber trotz aller Schwierigkeiten hat die indische Regierung verstanden, viel zur Hebung der Viehzucht zu tun; besonders seitdem in jeder Provinz das „Civil Veterinary Department" ins Leben gerufen worden ist, mit seinen „Veterinary Dispensaries" und seinen Beamten, die Hand in Hand mit den von der Regierung gegründeten und unterstützten „Provincial" und „District Agricultural Associations" die örtlichen Verhältnisse genau studieren und die in umfangreichen Versuchen gewonnenen Erfahrungen ins Praktische umsetzen. Schon früher wurde versucht, durch Verteilung von Zuchtbullen an „District Boards" und größere Gemeinden den Viehstand zu verbessern, aber der Erfolg war nicht ermutigend. Teilweise waren die Stiere für die örtlichen Verhältnisse ungeeignet, und selbst da, wo sie geeignet waren, hatte man mit den Kreuzungen keine guten Erfolge. Meist erwiesen sich die Nachkommen den Viehseuchen, insbesondere der Rinderpest gegenüber, viel weniger widerstandsfähig, als verhältnismäßig rein gezüchtete Rassen.

Das indische Vieh hat sich — wohl aus Kreuzung verschiedener wild lebender Arten in Jahrtausende langer Anpassung an Boden und klimatische Verhältnisse in den verschiedenen Distrikten Indiens zu verschiedenen „Rassen" herangebildet. Die besseren davon (vergl. S. 253) haben sich nicht verschlechtert. Sie werden unter günstigen Bedingungen gezüchtet, vermehren sich stetig und decken jetzt zum größten Teil den Viehbedarf der durch Ausdehnung der Kanäle neu geschaffenen Ansiedelungen. Die Regierung bemüht sich, die vorhandenen guten Rassen zu erhalten und in dem übrigen Indien aus dem besten einheimischen Vieh durch systematische Zucht und Auslese eine für die betreffende Gegend geeignete Rasse zu schaffen.

Es sind zu diesem Zwecke verschiedene Farmen eingerichtet worden, unter denen die bedeutendste die „Government Cattle Farm" in Hissar (östlicher Punjab) ist, die unmittelbar der Zentralregierung untersteht. Der Viehbestand auf diesem Staatsgute war am 31. März 1908 folgender:

Zuchtstiere 22, Kühe 1097, Kälber (männlich) 900, Kälber (weiblich) 699, überzählige Zuchtstiere 69, Arbeitsochsen 309, Maulesel 137, Esel-Hengste 9, Eselinnen 85, junge männliche Esel 58, junge Eselinnen 39, Pony-Stuten 38, Schafe 486.

Außerdem 1 Zebra-Hengst. Die Zucht von Zebra- und -Pferd- (Zebrule-) sowie Zebra- und -Esel- (Zebroid-) Bastarden ist jedoch fehlgeschlagen; nach dreijährigen Versuchen, wodurch etwa 18000 M Unkosten entstanden, wurden nur zwei weibliche Zebrule-Fohlen geworfen. Die Versuche sind deshalb mit Genehmigung der Regierung aufgegeben worden. Im Jahre 1909/10 hatte das Staatsgut zu Hissar folgenden Tierbestand aufzuweisen:

Zuchtstiere 24, Kühe 1217, Kälber (männliche) 827, Kälber (weibliche) 616, kastrierte Rinder 97, überzählige Zuchtstiere 3, Arbeitsochsen 205, Maulesel 83, Pony-Stuten 37 (zur Mauleselzucht), Pony-Hengste 1, Esel-Hengste 6, Eselinnen 93, junge Eselinnen 46, junge Esel 60, Schafe 596, Kamele 7, zusammen 3918 Stück Vieh im Gesamtwert von 253858 Rupien (etwa 343000 M).

Die Farm Hissar macht sich übrigens bezahlt, und trotz der teilweisen Hungersnot im Jahre 1907/08 wurden die Mehrausgaben gegenüber den Einnahmen mehr als ausgeglichen durch den starken und guten Viehbestand und die erheblichen Futtervorräte.

Außer der Farm in Hissar gibt es noch 6 „Provincial Cattle Farms", deren gesamter Viehbestand am 31. März 1908 mit etwa 63500 M bewertet war.

Ferner sind seit kurzem noch drei weitere Farmen im Betriebe.

Die Hauptaufgabe der Farmen besteht darin, geeignete Zuchtbullen zur Verteilung an die „District Boards", größere Gemeinden und Großgrundbesitzer zu züchten; besonders auf letztere sucht die Regierung im Sinne einer vernünftigen Viehwirtschaft einzuwirken und ihnen klar zu machen, daß die Zucht von gutem Vieh nicht mehr kostet als die von schlechtem. Durch die „Agricultural Associations" (vergl. S. 259), in denen ein wichtiges Bindeglied zwischen Regierung und Grundbesitz geschaffen worden ist, wird unter anderem auch in dieser Hinsicht viel Gutes geleistet.

Am 31. März 1908 befanden sich 30 Zuchtstiere im Regierungsbesitz und 458 im Besitze von örtlichen Körperschaften.

Eine besondere Rolle in der Rindviehzucht spielen die sogenannten „Brahmini-Bulls". Es sind das Bullen, die, ohne einem bestimmten Eigentümer zu gehören, frei umherlaufen, von den Eingeborenen als mehr oder weniger heilig angesehen werden und, soweit sie dazu fähig sind, die Kühe bespringen. Namentlich besteht diese Einrichtung in den Gegenden, wo eigentliche Viehzucht nicht betrieben wird und der Wert einer geordneten Überwachung des Deckgeschäfts den Bauern noch unbekannt ist. Diese Bullen sind zum größten Teil vom züchterischen Standpunkt ungeeignet und bilden vielfach geradezu eine Plage. In Bengalen sowie in Ostbengalen und Assam werden die fettesten dieser Tiere in letzter Zeit häufig von Schlächtern zu Schlachtzwecken weggeholt. Häufig sind es aber gerade die besseren, die auf diese widerrechtliche Weise verschwinden. Die Regierung beabsichtigt deshalb, Maßregeln zum Schutze dieser Bullen zu treffen. Es wird jedenfalls dazu kommen, daß die brauchbaren als Regierungseigentum erklärt und demgemäß gezeichnet werden. Unter den oben erwähnten 30 Zuchtstieren im Regierungsbesitz befinden sich auch 8 Bullen, die im Jahre 1907/08 von der Regierung erworben und, wie „Brahmini-Bulls" aber als Regierungseigentum gekennzeichnet, in verschiedenen Herden in der Madras-Presidency freigelassen wurden.

Als weiteres Mittel zur Hebung der Viehzucht benützt die Regierung die Unterstützung und systematische Ausbildung der Viehmärkte. Diese „Cattle Fairs and Shows" sind meist uralte Einrichtungen. Die eigentlichen „Shows" (Ausstellungen) werden unter der Aufsicht der Regierung meist im Anschluß an solche „Fairs" (Märkte) abgehalten, auf denen eine größere Anzahl von Vieh von Züchtern und Händlern zum Verkauf gebracht wird. Es kommen Geldpreise und Medaillen zur Verteilung.

Ebenso wie für die Rinderzucht hat die Regierung auch für die gesamte Tierzucht schon sehr viel getan, insbesondere für Pferde, Esel- und Maulgeselzucht. Die Esel- und Maultierzucht wird aus militärischen Gründen als sehr wichtig angesehen. Es wurden 59 erstklassige Eselhengste in Europa gekauft (2 in Cypern, 13 in Sizilien, 44 in Catalonien) und an die gebirgigen Provinzen verteilt, soweit sie nicht dem Army Remount Department unterstehen. Der Gesamtbestand an Eselhengsten betrug am 31. März 1908: 99 (United Provinces 14, Punjab 67, Nord West Frontier Province 18), davon wurden 62 wirklich zum Decken verwandt, wobei im Durchschnitt 55,4 Stuten von jedem Hengst gedeckt wurden.

In der Pferdezucht wurden 1908 verwendet 55 Hengste und 107 Ponyhengste. Es wurden gedeckt von den Hengsten durchschnittlich 51,86 und von den Ponyhengsten 45,22 Stuten.

Die genannten Hengste sind im Besitze örtlicher Körperschaften. Die Regierung, d. h. die Militärbehörde oder das „Army Remount Department" treibt, wie bereits erwähnt, selbst Pferde- und Mauleselzucht (vergl. S. 259) in den hierfür geeignetsten Distrikten.

Den „Cattle Fairs and Shows" entsprechend, bestehen auch „Horse Fairs and Shows"-Pferdemärkte und Ausstellungen mit Geldpreisen und Medaillen. Sie stehen sowohl an Zahl, wie auch hinsichtlich des Auftriebs an Tieren und des Betrages der Geldprämien hinter den entsprechenden Veranstaltungen in den „Selected Districts" zurück, die unter der Aufsicht des „Army Remount Department" stehen.

Hier wurden im Jahre 1907/08 z. B. 23 Horse Fairs and Shows abgehalten mit einer Beschickung mit 45052 Tieren und mit einer Ausgabe von 39956 Rupien als Prämien.

In neuerer Zeit hat die Regierung ihr Augenmerk auch auf die Schafzucht gerichtet. Es sind bereits Merino-Widder eingeführt und auf verschiedene Distrikte verteilt worden. Weitere Einfuhren guter Widder, insbesondere auch solcher aus Neu-Seeland, sind beabsichtigt. Auf der Staatsfarm zu Hissar werden Kreuzungen von Merino-Widdern mit den in Bikanir einheimischen Schafen vorgenommen.

Milch und Milchprodukte spielen eine große Rolle im Haushalt des Inders. Durch tatkräftige Hilfe der Regierung sind einige Zentren für Milchwirtschaft in europäischem Stile geschaffen worden, und in den Garnisons-Molkereien werden beständig Eingeborene in diesem Betriebszweig unterrichtet. Molkerei-Maschinen sind vom Einfuhrzoll befreit und werden in großer Zahl eingeführt. Rahm-Separatoren sind in vielen Dörfern, wo die Milch billig ist, aufgestellt worden; der Rahm wird mit der Bahn nach den größeren Orten geschickt und dort zu Butter und „Ghi" (Butterschmalz) verarbeitet. Diese Artikel werden dann entweder frisch am Platze verkauft oder, in verlöteten Büchsen verpackt, über ganz Indien versandt und auch ausgeführt. Die Nachfrage für den inländischen Verbrauch und ebenso für die Ausfuhr ist groß.

Es wurden ausgeführt im Jahre 1908/09:

Butter 166000 kg im Werte von . . . . 372000 M,

Ghi 2200000 kg im Werte von . . . . 3300000 M.

Die Hälfte der ausgeführten Butter geht nach Ceylon, während Ghi in großen Mengen überall dahin verschickt wird, wo indische Auswanderer arbeiten, also hauptsächlich nach den Straits-Settlements, Natal, Ostafrika, Aden, Mauritius und den Fiji-Inseln. Nach Deutsch-Ostafrika gingen 13200 kg Butter im Werte von 33000 M und 10 Tonnen Ghi im Werte von 18000 M. Die zur Ausfuhr bestimmte Ghi wird vielfach mit billigem Fett verfälscht, oft sogar mit animalischem, das der Hindu außer den Angehörigen der allerniedrigsten Kasten eigentlich nicht essen darf. Die im Lande verkaufte Ghi ist auch nicht immer einwandfrei. Es findet aber, wenigstens in Kalkutta, eine polizeiliche Überwachung statt, und vom 1. Januar bis 31. Dezember 1908 wurden von der Municipalität in Kalkutta etwa 4282 kg Ghi und 181 kg Butter als verfälscht vernichtet.

Käse wurde 1908/09 in einer Menge von 2130 kg im Werte von etwa 3300 M ausgeführt, in der Hauptsache nach den Straits-Settlements.

Von tierischen Produkten spielen Häute und Felle die bei weitem wichtigste Rolle; Ochsen-, Kuh-, Kalb-, Büffel-, Ziegen-, Schafshäute oder -Felle wurden 1908/09 im ganzen rund 62000 Tonnen im Werte von 113 Millionen Mark aus Indien ausgeführt, davon 16000 Tonnen im Werte von 27 Millionen Mark unmittelbar nach Deutschland. Knochenmehl, Hörner, Hufe, Sehnen, Därme und Borsten kommen ebenfalls in erheblichen Mengen zur Ausfuhr.

Die Wolle des indischen Schafes ist von viel geringerer Qualität als die des europäischen und australischen und die Wollpreise sind deshalb entsprechend niedrig. Trotzdem werden nicht unerhebliche Mengen Wolle ausgeführt, so im Jahre 1908/09 allein 19515 Tonnen im Werte von 28 Millionen Mark; davon gingen 18960 Tonnen nach Großbritannien.

Bestimmte Ziegenrassen der Hochgebirge, namentlich Kashmir und Tibet, liefern eine Art Flaumwolle (Pashm), die sehr geschätzt ist und zur Herstellung der echten Kashmir-Schals, Rampur-Chadars und überhaupt der „Pashmina"-Stoffe verwandt wird. Sie wird neuerdings vielfach ersetzt durch aus Persien eingeführte, sehr feine Schafwolle und durch ein europäisches und australisches Fabrikat, das mittels eines bestimmten Prozesses aus Schafwolle hergestellt wird. Der Haupteinfuhrplatz dafür ist Bombay, von da geht dieser Artikel nach allen Zentren der Webeindustrie, auch nach Kashmir selbst. Hier wird er teils allein, teils mit geringen Beimischungen von echter „Pashm" verarbeitet, und die fertigen Produkte werden als echter Pashmina-Stoff, hauptsächlich in Form von Schals, nach Amerika und Europa ausgeführt. Im Lande selbst haben im Jahre 1907 fünf Dampfspinnereien indische und importierte Wolle verarbeitet und außerdem bestehen uralte Handwebereien und Teppichknüpfereien.

E. Viehversicherung.

Eine staatliche Viehversicherung besteht in Indien nicht. Auch private Viehversicherungsgesellschaften sind im Lande nicht tätig; ebenso bestehen auch auf Ceylon keine Viehversicherungen. Wegen der Entschädigung von Einhufern auf Grund des „Glanders and Farcy Act" vergl. S. 267 und S. 275).

F. Viehbestand in der Kolonie Ceylon.

Der Rindviehbestand der Insel Ceylon betrug 1908 etwa 1 500 000 Stück, bestehend hauptsächlich aus Zwergzebus, Mittelzebus und Wasserbüffeln.

Die Bevölkerungszahl beläuft sich auf 3 576 990 Seelen, bei einer Bodenfläche von 2 665 217 Hektar, von denen 926 645 Hektar bebaut sind.

Die Ochsen werden fast ausschließlich als Zugtiere gehalten und dienen auch zur Bestellung der Reisfelder, Ausstampfen des Getreides und anderen landwirtschaftlichen Arbeiten.

III. Viehverkehr.

A. Viehhandel im Inlande.

Der Viehhandel spielt im Lande selbst eine große Rolle. Irgendwelche statistische Angaben über den Umfang dieses Handels können jedoch, abgesehen von den Auftriebsziffern der wichtigsten Viehmärkte, nicht gemacht werden.

B. Ausfuhr- und Bestimmungsländer.

Die Ausfuhr von Vieh aus Indien ist unbedeutend, wenn man von der Schaf- und Ziegenausfuhr nach Ceylon absieht. Im Jahre 1908/09 wurden im ganzen 356 414 Stück Vieh aus Indien ausgeführt, darunter 253 Pferde, von denen 217 nach Ceylon gingen. Auch von den übrigen 356 161 Stück Vieh, meist Schafen und Ziegen, gingen nicht weniger als 303 668 nach Ceylon.

Nach Deutschland wurden 1908/09 2110 Stück Vieh verschifft, größtenteils Menagerietiere, sowie zu Schlachtzwecken an Bord genommenes Vieh. Einiges Zuchtvieh geht nach Sansibar, Britisch- und Portugiesisch-Ost-Afrika und mag von da vielleicht auch nach Deutsch-Ost-Afrika gelangen; genaue Angaben sind hierüber nicht erhältlich.

C. Viehbeförderung auf Eisenbahnen und Schiffen.

Landesgesetze über sanitäre Einrichtungen auf Eisenbahnen und Schiffen, Desinfektion der Transportmittel usw. bestehen nicht. Die betreffenden Eisenbahn- und Dampfergesellschaften tun vielmehr in ihrem eigenen Interesse, was sie für gut finden, um eine Seuchenübertragung zu vermeiden. Bricht eine Seuche aus, so arbeiten die Veterinärbehörden mit den Organen der Eisenbahnen und Dampferlinien zusammen.

Da die meisten Bahnen Staatsbahnen sind oder doch unter staatlicher Kontrolle stehen, so hat sich bis jetzt bei diesem Zusammenarbeiten noch keine Schwierigkeit ergeben. Auch die Privatbahnen haben alle Ursache, in freundschaftlicher Weise mit den Regierungsbeamten Fühlung zu halten. Strenge Vorschriften bestehen nur für den Fall des Ausbruchs der Rotzkrankheit der Pferde.

D. Viehmarktwesen; Beaufsichtigung der Viehmärkte.

Die Vieh- und Pferdemärkte sind meist sehr alte Einrichtungen. Die Regierung sieht, wie erwähnt, in ihnen ein gutes Mittel, den Züchter zur Verbesserung seiner Zucht anzuleiten und hält im Anschluß an die Hauptmärkte Ausstellungen (Shows) ab, mit Verteilung von Medaillen und Geldpreisen. Außerdem haben in Madras verschiedene „Agricultural Associations" (Madura, Coimbatore, Ganjam, Godaveri, Vizagapatam, Guntur) selbständige Ausstellungen veranstaltet, die sehr guten Erfolg hatten. Die Züchter interessierten sich sehr dafür, und es wurde durchgängig gutes Vieh ausgestellt.

Im ganzen wurden 1907/08 in Indien 72 Viehmärkte und Ausstellungen abgehalten; es wurden etwa 800 000 Stück Vieh gezählt, von denen 14 731 zur Preisbewerbung gebracht wurden. Über 40 000 M. und 53 Medaillen kamen zur Verteilung. Pferdemärkte und -Ausstellungen wurden 1907/08 in den „non-selected districts" im ganzen 14 abgehalten; infolge der Teuerung und der Pest wurden in den United Provinces, Sind, Bombay, Madras, Central Provinces und Burma die sonst üblichen Märkte nicht gehalten. Aus denselben Gründen war die Zahl der auf die Märkte gebrachten Pferde viel niedriger als im Jahre zuvor, nämlich 11 629 gegenüber 35 242. Zur Preisbewerbung kamen 1907; verteilt wurden als Preise 6300 M. sowie 7 Medaillen. Remonten wurden nur 3 von der Regierung (Army Remount Department, Eingeborenen-Kavalliere und Polizei) auf diesen Märkten gekauft, und hierfür ein Durchschnittspreis von 333 M. gezahlt.

Viel bedeutender sind die Pferdemärkte in den „Selected districts", die vom „Army Remount Department" abgehalten werden. Im Jahre 1907/08 fanden 23 „Fairs and Shows" statt mit einem Auftrieb von 45 052 Tieren (Pferden und Maultieseln). In den Preisbewerb traten 9035 Tiere, und es wurden 23 Medaillen sowie 54 000 M. an Preisen verteilt. 758 Remonten und 448 Maulesel-Remonten wurden gekauft, wofür durchschnittlich 290 und 152 M. für das Stück bezahlt wurden.

Im Jahre 1908/09 wurden in ganz Britisch-Indien außer den „United Provinces" 133 Viehmärkte und -Ausstellungen abgehalten, die ungefähr mit derselben Rinderzahl (etwa 800 000) beschickt waren, wie die 72 im Vorjahre. Zur Verteilung kamen 40 000 M. an Geldpreisen und 146 Medaillen. Pferdemärkte- und -Ausstellungen wurden in den „non selected districts" im ganzen 20 abgehalten (gegen 14 im Vorjahre). Der Gesamtauftrieb an Pferden betrug 17 577 Tiere. An Preisen wurden ausgeteilt über 10 000 M. und 10 Medaillen.

Im Jahre 1909/10 wurden in ganz Britisch-Indien, außer Rajputana, 163 Rindviehmärkte und -Ausstellungen abgehalten mit einem Auftrieb von über 860 000 Stück Vieh. Von diesen waren über 156 000 zum Preisbewerb gemeldet, und es kamen etwa 32000 M. an Geldpreisen und außerdem 40 Medaillen zur Verteilung. Pferdemärkte und -Ausstellungen wurden in den „non selected districts" im ganzen 19 abgehalten. Dabei wurden 15488 Pferde (einschließlich Maulesel) gezählt und etwa 10000 M. an Geldpreisen sowie 8 Medaillen verteilt.

Die Märkte werden von den Militär-Veterinären überwacht, während in den „non-selected districts" die Beamten des „Civil Veterinary Department" die Aufsicht führen.

Eigentliche Ställe werden wenig benutzt; Unterkunftsräume für Tiere gibt es wohl nur im Gebirge, und auch da sind sie meist nur für vorübergehenden Gebrauch gebaute Hütten.

Eine besondere veterinäre Beaufsichtigung findet nicht statt; die gesamten Maßregeln zur Verhütung eines Seuchenausbruchs richten sich danach, was die jeweiligen Umstände gebieten. Auf den größeren Märkten sind stets außer den überwachenden Subalternbeamten auch höhere Beamte anwesend, sehr oft der „Inspector General Civil Veterinary Department" selbst.

E. Viehverkehr in der Kolonie Ceylon.

Die Kolonie Ceylon hat nur Vieheinfuhr, dagegen keine Ausfuhr. Der weitaus größte Teil des eingeführten Viehes (Indische Wasserbüffel, Mysore- und Nellore-Ochsen) kommt von Südindien.

Die Einfuhrziffern für 1906 sind:

von	Ochsen:	Pferde:	Schafe:	Ziegen:
Großbritannien	3	5	—	—
Britisch-Indien	22149	235	59273	42746
Australien	8	106	203	—
	22160	346	59476	42746

Soweit Bahnbeförderung in Betracht kommt, findet sie in Viehwagen statt, die ähnlich wie die in Europa verwendeten ausgestattet sind.

An Schiffen kommen für die Viehbeförderung in Betracht die zwischen Tuticorin (Indien) und Colombo regelmäßig verkehrenden Dampfer.

Die Viehwagen werden nach Gebrauch mit Kalkmilch und Karbolsäure desinfiziert, während auf den Dampfern die Reinigung der Decks durch Seewasser auf die übliche Weise erfolgt.

Viehmärkte werden nicht abgehalten. Viehhändler, die an verschiedenen Orten der Insel ansässig sind, stehen unter Aufsicht der Ortsbehörde.

IV. Bekämpfung der Viehseuchen.

A. Abwehrmaßregeln gegen die aus dem Auslande drohende Viehseuchengefahr.

Das einzige hier in Betracht kommende Landesgesetz ist der „Glanders and Farcy Act of 1899". Er bezieht sich auf Pferde, Esel, Maulesel und ihre Erkrankung an Rotz (Malleus, Glanders and Farcy), Surra, epizootische Lymphangitis und seit 1909 auch auf die Erkrankungen der genannten Einhufer an südafrikanischer Pferdesterbe.

Das Gesetz gilt für ganz Britisch-Indien, muß jedoch, um in einem bestimmten Distrikt in Anwendung zu kommen, für diesen durch einen Erlaß der Provinzialbehörde in Kraft gesetzt werden, wobei die nötigen Ausführungsbestimmungen im Einklang mit dem Gesetz erlassen werden. Das Gesetz gibt den Provinzialbehörden das Recht, Inspektoren zu ernennen, die in einem bestimmten genau begrenzten Bezirk sämtliche Privatställe und sonstigen entsprechenden Örtlichkeiten nach kranken Pferden durchsuchen, diese vorläufig beschlagnahmen und, falls sie nicht selbst Tierärzte sind, durch den betreffenden von der Regierung dazu ermächtigten Tierarzt untersuchen lassen können. Der Tierarzt braucht kein Beamter zu sein; die Provinzialregierung kann irgend einen praktischen Tierarzt für den genannten Zweck ernennen.

Die Art der Untersuchung (Malleinprüfung) sowie die Absperrungs- und Beobachtungsmaßregeln sind ebenfalls von der Provinzialregierung durch Erlaß festzulegen. Krank befundene Pferde sind sofort zu töten, und die Kadaver sind unschädlich zu beseitigen.

Die verseuchten Örtlichkeiten sind zu desinfizieren und die übrigen dort befindlichen Pferde dürfen nur mit schriftlicher Genehmigung des Inspektors entfernt werden.

Das Gesetz bestimmt als Strafmaximum, das die lokale Regierung für Zuwiderhandlungen gegen ihre Verordnungen und Erlasse festsetzen kann, 1 Monat Gefängnis oder etwa 70 M. Geldstrafe oder beides zugleich. Inspektoren, die ihre Stellung zum Schaden und zum Ärger anderer Personen mißbrauchen, können mit 6 Monaten Gefängnis oder etwa 700 M. Geldstrafe oder beiden Strafen zugleich belegt werden. Eine diesbezügliche Klage kann nur innerhalb einer Frist von 3 Monaten vom Tage des Vergehens an berücksichtigt werden. Geschützt wird der Beamte durch § 16 des „Acts", wonach kein Verfahren angängig ist gegen Personen, die irgendwelche Handlungen bona fide unter dem „Act" vorgenommen haben.

Im übrigen läßt das genannte Gesetz den Provinzialregierungen bezüglich zu erlassender Verordnungen völlig freie Hand.

Für den Hafen von Kalkutta ist z. B. zur Verhütung einer Seucheneinschleppung der „Glanders and Farcy Act" durch Erlaß des „Lieutenant-Governor of Bengal" unter dem 29. September 1905 in Kraft gesetzt worden.

Die wesentlichen Bestimmungen sind folgende:

An der Spitze des zur Ausführung der Verordnungen geschaffenen Beamtenapparats steht der „Superintendent" des „Civil Veterinary Department, Bengal" oder ein anderer Beamter dieses Departments. Ihm unterstellt sind die Inspektoren, die zu Untersuchungsärzten ernannten praktischen Tierärzte und die zu ihrer Unterstützung geschaffene Veterinärpolizei (Veterinary Preventive Force).

Jedes ankommende Schiff muß, wenn Pferde, Esel oder Maultiere an Bord sind, eine besondere Flagge hissen, die erst heruntergenommen werden darf, wenn der Inspektor (in Diamond Harbour, etwa 50 km vor Kalkutta) erklärt, daß alle Pferde gesund sind. Besteht nur der geringste Seuchenverdacht, so darf bis zur gründlichen Untersuchung kein Pferd gelandet werden. Seuchenverdächtige Pferde werden nach dem Krankenstall gebracht und, falls die Diagnose Rotz, Surra oder epizootische Lymphangitis gestellt wird, sofort getötet. Die mit erkrankten zugleich eingeführten

Pferde werden unter Beobachtung gestellt und dürfen nur mit Erlaubnisschein des Inspektors entfernt werden. Der Transport verdächtiger Pferde nach dem Seuchenstall hat unter Beachtung aller Vorsichtsmaßregeln zu geschehen.

Die von den Tieren benutzt gewesenen Räume an Bord werden einer gründlichen Desinfektion unterworfen. Alles Stroh, Dünger, zu Stallungen verwendetes Holz usw. werden verbrannt, entsprechende Eisenteile zur Rotglut erhitzt, das von den Tieren betretene Deck entweder sorgfältig abgekratzt und desinfiziert oder mittels überhitzten Dampfes gereinigt und mit 5%iger Phenol-Lösung desinfiziert. Außerdem liegt es ganz in dem Ermessen des Inspektors, noch irgendwelche weiteren Desinfektionsmaßregeln zu treffen.

Für die getöteten Pferde wird in Kalkutta von der Provinzialregierung eine Entschädigung gezahlt. Im Jahre 1907/08 sind in 20 Fällen zusammen etwa 600 M. bezahlt worden.

Nachdem in Aden verschiedene schwere Ausbrüche der Südafrikanischen Pferdesterbe vorgekommen waren, wurde diese Krankheit, weil öfters Pferde unmittelbar und noch häufiger mittelbar von Aden nach Indien eingeführt werden, unter den „Glanders and Farcy Act" aufgenommen, so daß damit behaftete Pferde sofort bei der Landung getötet und die Bestimmungen des Actes bezüglich Quarantäne der übrigen Tiere, Desinfektion usw. ausgeführt werden können.

Außer für Pferde, Esel und Maulesel bestehen keinerlei Verbote oder Beschränkungen der Ein- und Durchfuhr von Vieh, Rohstoffen oder Erzeugnissen tierischen Ursprungs oder anderer möglicher „Ansteckungsstoffträger".

B. Bekämpfung der Viehseuchen im Inlande.

a) Veterinär-Dispensieranstalten.

Die „Veterinary Dispensarys" sind Anstalten, in denen Unbemittelten kostenlos tierärztlicher Rat erteilt wird und unentgeltlich Arzneien verabfolgt werden. Außer der Behandlung von Tierkrankheiten bildet die Bekämpfung der Tierseuchen einen Teil der Aufgaben, die den Veterinär-Dispensieranstalten und ihren Beamten übertragen sind. Im Jahre 1907/08 bestanden in Britisch-Indien 336 derartige Anstalten, in denen 342 tierärzliche Subalternbeamte tätig waren. Die Zahl der in den Anstalten behandelten Tiere betrug in dem genannten Jahre 335035, davon wurden poliklinisch behandelt 95370 Pferde, 174580 Rinder und 45872 andere Tiere, während 8953 Pferde, 8202 Rinder und 2280 andere Tiere in Hospitalbehandlung waren. Mit Ausnahme einiger weniger gewinnen die Veterinär-Dispensieranstalten und die in ihnen arbeitenden Beamten von Jahr zu Jahr mehr das Vertrauen der Bauern, nicht zum wenigsten durch die Mitwirkung der verschiedentlich bereits erwähnten landwirtschaftlichen Vereine und die sichtlichen Erfolge der Anstalten bei der Seuchenbekämpfung.

Von der anderen Gruppe der Subalternbeamten, den „Itinerating Veterinary Assistants" sind 52827 Dörfer besucht und 295205 kranke Tiere behandelt worden. Darunter waren 136481 Fälle von epizootischen Krankheiten (1757 Pferde, 131904 Rinder und Büffel und 2820 andere Tiere).

Im Jahre 1907/08 wurden für die Veterinär-Dispensieranstalten etwa 800000 M. ausgegeben, darunter etwa 246000 M. für die Provinz Burma, denen keine Einnahmen gegenüberstehen. Die übrigen 554000 M. werden gedeckt wie folgt: Überschuß aus dem vorhergehenden Jahre 105000 M., Regierungszuschuß 151000 M., Beiträge örtlicher Behörden 250000 M., der Munizipalitäten 49000 M., Gebühren 41000 M. und anderweitige Einnahmen 32000 M. Die Gebührenfrage ist nicht einheitlich geregelt; manche „Dispensaries" erheben ein kleines Honorar für jeden Fall, bei anderen wird ein solches nicht erhoben. Es hängt dies ganz von den Vermögensverhältnissen der Bauern in der betreffenden Gegend ab. Manche Anstalten sind von wohlhabenden Leuten gestiftet worden, anderen wurde auf dieselbe Weise ein jährliches Einkommen zugewandt, und in beiden Fällen werden dann von armen Leuten keine Gebühren für die Behandlung ihrer Tiere und sonstigen tierärztlichen Rat verlangt.

In den folgenden Jahren ist die Zahl der Veterinär-Dispensieranstalten auf 380 und 408 gestiegen.

Im Jahre 1909/10 wurden 518787 Krankheitsfälle in ihnen behandelt (im Vorjahre 428402). Von den „Itinerating Vet. Assistants" wurden 83140 Dörfer besucht (gegen 64300 im Vorjahre), 1662 Tiere kastriert (2550), darunter 669 Pferde, 784 Rinder und 209 andere, und 448999 Stück Vieh an verschiedenen Krankheiten behandelt (im Vorjahr 339697). Davon waren 282470 epizootische Krankheiten.

b) Rotz, Surra, Epizootische Lymphangitis.

Über das Vorkommen des Rotzes wird für das Jahr 1907/08 mitgeteilt, daß in Indien (außer den Zentralprovinzen) 420 Einhufer an dieser Seuche verendet sind. Im Jahre 1908/09 sind in Kalkutta mit etwa 13000 Pferden über 4000 Ställe besichtigt worden, wobei in 90 dieser Ställe Rotz ermittelt wurde. Aus ganz Indien einschließlich Kalkuttas werden für dieses Jahr 280 Rotzfälle nachgewiesen und für das Jahr 1909/10 wird die Sterblichkeitsziffer beim Rotze der Einhufer für Indien ausschließlich Burmas auf 236 angegeben.

Surra ist nach der Statistik der Jahre 1907/09 in 396 tödlichen Fällen aufgetreten; im Jahre 1909/10 sind daran 1191 Einhufer verendet.

Die Bekämpfung des Rotzes und der übrigen genannten Seuchen geschieht auf Grund des bereits im Abschnitt A (vergl. S. 265) erwähnten „Glanders and Farcy Acts of 1899". Das „Glanders and Farcy Department" hat eine eigene Veterinärpolizei, die sich nicht nur mit der Bekämpfung des Rotzes der Pferde, sondern auch mit der der übrigen in der Überschrift erwähnten Pferdeseuchen auf Grund der unter dem „Glanders and Farcy Act" von den Provinzialregierungen erlassenen Vorschriften beschäftigt. Ähnlich wie für den Hafen von Kalkutta wegen Abwehr der Rotzeinschleppung aus dem Ausland ist das Gesetz zur Rotzbekämpfung (Glanders and Farcy Act — Act XIII of 1899) im Jahre 1907/08 für einzelne andere Teile Bengalens, und zwar für Kalkutta und Umgebung, in Kraft gesetzt worden.

Es waren dies folgende Munizipalitäten oder Gemeinden: Kalkutta (ausschließlich des Hafens), North- und South-Barrackpore, Titaghur, Panihati, Kamarha, North- und South-Dum-Dum, Baranagore, Cossipore-Chitpur, Maniktala, Tollygany, South-Suburban,

Garden-Reach, Howrah und außerdem das in der Verordnung genau bestimmte dazwischen liegende, aber nicht zu einer dieser Gemeinden gehörige Land. Die wichtigsten Bestimmungen dieses Gesetzes sind folgende:

Eigentümer oder Personen, die Pferde in Pflege haben, sollen jedes Tier, das den Verdacht erweckt, an Rotz, Surra oder epizootischer Lymphangitis erkrankt zu sein, sofort von den anderen Tieren entfernen und wenn möglich jedoch nicht weiter als 40 m vom Stalle entfernt absondern. Gleichzeitig ist die Veterinärpolizeibehörde oder die Polizei überhaupt zu benachrichtigen.

Die Inspektoren des „Glanders and Farcy Department" haben das Recht, jede Örtlichkeit, wo sich nach ihrer Meinung an den erwähnten Krankheiten leidende Pferde befinden, nach solchen zu durchsuchen, wobei sie sich der Unterstützung durch andere Inspektoren, Tierärzte oder Veterinärpolizisten bedienen können. Bei allen diesen Inspektionen müssen die Eigentümer oder die für die Pferde verantwortlichen Personen zugegen sein, und der Inspektor muß sich durch Vorzeigen seiner Bestallungsurkunde hinsichtlich seiner Befugnis zur Vornahme der Inspektion ausweisen.

Der Eigentümer und seine Leute sollen den Beamten die Ausübung ihres Dienstes in jeder Weise erleichtern.

Hat der Inspektor Grund zu glauben, daß sich die verantwortlichen Personen — um eine Inspektion unmöglich zu machen oder zu erschweren — nicht einfinden, so kann er ohne sie die Inspektion vornehmen, muß aber noch mindestens zwei Begleiter aus seinem Departement bei sich haben.

Werden in diesem Falle Tiere krank befunden und entfernt, so muß eine Abschrift der Verordnungen und ein nach vorgeschriebenem Schema ausgefülltes Krankheitsattest an gut sichtbarem Platze angeschlagen werden.

Wird die Diagnose Rotz, Surra oder epizootische Lymphangitis gestellt, so muß das Tier auf eine humane Weise in Gegenwart eines Inspektors getötet und der Kadaver in Gegenwart eines Veterinärpolizisten unschädlich beseitigt werden.

Der Transport der Kadaver hat, ebenso wie derjenige lebender kranker Tiere, unter Anwendung aller Vorsichtsmaßregeln gegen die Verstreuung des Ansteckungsstoffes zu geschehen.

Die Desinfektion der Ställe und anderen Orte, wo kranke Tiere gestanden haben, ist wie folgt vorzunehmen:

Verbrannt werden alle hölzernen Bestandteile des Stalles mit Ausnahme der Holzwände, die mit Seifenwasser und 5%iger Karbol- (oder Rohkarbol, Phenyl-) lösung zu reinigen und zu desinfizieren sind, außerdem aller Dünger, Schmutz, Stroh, Gras usw. und die ganzen Ställe, falls sie aus leicht brennbarem Material, wie Gras, Bambus, Stroh usw. hergestellt sind.

Mit der erwähnten Karbollösung sind zu desinfizieren alle Wagen- und Karrenteile, mit denen die Pferde in Berührung gekommen sind, nachdem die Farbe abgekratzt und das Holz mit Seifenwasser gereinigt ist. Nachdem diese Gegenstände zwei Tage hindurch der Sonne ausgesetzt gewesen sind, ist die Desinfektion zu wiederholen.

Die Ställe müssen frisch getüncht werden, wobei dem Kalke 5% Karbol zuzusetzen sind.

Ein in gutem Zustand befindlicher zementierter Boden wird ebenso behandelt wie die Wände; ist der Boden dagegen für Urin durchlässig oder nicht zementiert, so muß er mindestens 20 cm tief aufgegraben und aus frischem Materiale neu hergestellt werden. Alle bei der Verbrennung entstehende Asche ist tief zu vergraben. Eisenteile der Stallutensilien werden bis zur Rotglut erhitzt.

Die Kosten aller dieser Maßnahmen fallen dem Besitzer der Pferde zur Last; sie werden jedoch von der Regierung zurückerstattet, wenn nachgewiesenermaßen den Beamten in der Ausübung ihres Dienstes in jeder Weise entgegengekommen wurde. Außerdem müssen alle Kosten von der Regierung getragen werden, wenn verdächtige Tiere beseitigt, aber nachher nicht erkrankt befunden werden.

Verdächtige Pferde werden in die Klinik der Veterinärhochschule in Kalkutta gebracht und dort mit Mallein geimpft. Tritt die charakteristische Reaktion ein, so werden sie getötet.

Das gesamte Gebiet, für das diese Bestimmungen eingeführt worden sind, ist zusammen mit dem Hafen von Kalkutta in 6 Bezirke eingeteilt worden. An der Spitze eines jeden steht ein Inspektor, dem ein Veterinärpolizist beigegeben ist. Über allen Inspektoren steht ein Oberinspektor. Kein Pferd wird beseitigt, ohne daß es der Oberinspektor gesehen hätte, und ein krankes Pferd wird nur dann getötet, wenn der Vorstand des Departements (zugleich „principal" der Veterinärhochschule) die Diagnose bestätigt hat.

In Kalkutta wurde den Beamten des „Glanders and Farcy Department" auch die Impfung gegen Rinderpest übertragen.

Für Benachrichtigungen des Departements, die zur Entdeckung infizierter Pferde und Ställe führen, wird eine Belohnung bezahlt und bei Vernichtung kranker Pferde eine dem Ermessen des Leiters des Departements überlassene Entschädigung gewährt. Letztere belief sich 1907/08 für 20 Fälle auf nicht ganz 600 M.

In Ost-Bengalen und Assam ist das Gesetz zur Rotzbekämpfung in folgenden Städten und Distrikten in Kraft gesetzt:

Städte Dacca, Mymensingh, Gauhati, Chittagong, Rungpur, Shillong, der Distrikt von Comilla sowie die ganze Straße von Gauhati nach Chillong (etwas über 100 km), wo eine Surra-Epizootie unter „Tongan-Ponies" ausgebrochen war[1]). Im ganzen sind in Ost-Bengalen und Assam 49 Fälle von Rotz ermittelt worden. Auch in dieser Provinz wird ebenso wie in Bengalen die Ausdehnung des Gesetzes auf die ganze Provinz mit Ausnahme der wenig bevölkerten und dicht bewaldeten Gebirge erwogen. Außerdem ist das Gesetz in Kraft in den Provinzen Bombay und Sind.

Schließlich kann die Regierung auch da, wo das Gesetz nicht in Kraft ist, durch gütliches Zureden die nötigen Maßregeln herbeiführen, wie es z. B. bei einem Surra-

---

[1]) „Tonga" ist ein Fuhrwerk zur Personen- und Postbeförderung. Es besteht ein regelmäßiger Tonga-Dienst zwischen Gauhati (Station) und Shillong (Sommer-Regierungssitz für Ost-Bengalen und Assam).

Ausbruch unter den Post-Ponies auf der Straße Betul—Itarsi in den „Central Provinces" der Fall gewesen ist.

Bei Surra sind mit der Arsenikbehandlung günstige Erfolge erzielt worden. Die in den Jahren 1908 bis 1910 gemachten Erfahrungen ergeben, daß die Krankheit durch innerliche Behandlung mit arseniger Säure heilbar ist.

c) Beschälseuche.

Die Beschälseuche war früher in Indien verbreitet, so daß der Erlaß einer „Dourine-Bill" von der Regierung erwogen worden ist. Angeblich ist die Seuche auch neuerdings (1908/09) in den „non selected Districts" in einigen Fällen vorgekommen. Sie wurden jedoch von keinem Beamten gesehen. Unter den Zuchthengsten ist kein Fall vorgekommen, und der „Inspektor General, Civil Veterinary Department" glaubt, daß die Krankheit in Indien ganz erloschen ist.

d) Bekämpfung anderer Viehseuchen.

Die Durchführung ähnlicher Maßnahmen, wie sie beim Rotze der Einhufer vorgesehen sind, ist bei Rinderseuchen in Indien wegen der religiösen Anschauungen der eingeborenen Bevölkerung unmöglich. Denn der Hindu wird niemals seine Einwilligung zum Töten eines Rindes geben. Infolgedessen liegt die Zeit, wo die Regierung sich der Bekämpfung der Rinderseuchen auf dem Wege der Gesetzgebung annehmen kann, noch in weiter Ferne. Die bereits erwähnten sogenannten „Pinjrapole-Societis" (vergl. S. 248) bilden einen andauernden Seuchenherd. In Kalkutta und Hazaribagh sind Veterinärbeamte zur Beaufsichtigung der Heimstätten für alte und kranke Tiere angestellt und diese tun ihr möglichstes, die Gefahr, die von diesem ständigen Infektionsherde ausgeht, zu verringern. Aber auch sie sind zur Tötung eines kranken Rindes nicht berechtigt.

e) Rinderpest.

Für das Jahr 1907/08 sind in ganz Indien 1824 Ausbrüche von Rinderpest verzeichnet; von nicht geimpften Tieren verendeten 32838. Geimpft wurden 296173 Tiere und von diesen gingen nur 926 an der Seuche ein.

Im Jahre 1908/09 sind den Berichten zufolge 238374 Rinder an Rinderpest gefallen, doch soll die Zahl, wie alle statistischen Angaben, die sich auf Tierseuchen in Indien erstrecken, weit hinter der Wirklichkeit zurückbleiben. Mit Serum wurden im ganzen 291960 Tiere behandelt.

Im Jahre 1909/10 sind 2259 verschiedene Ausbrüche der Rinderpest ermittelt worden, davon 593 in Madras und 570 in den „United Provinces". Im ganzen wird der Verlust an Rindvieh durch die Rinderpest auf 155708 Tiere angegeben. Geimpft wurden 228997 Rinder und 1291 andere Tiere; von diesen starben 966 und 5.

Den Impfungen gegen Rinderpest stehen viele Bauern feindlich gegenüber, so daß sie in ganzen Distrikten überhaupt nicht vorgenommen werden können. Immerhin bildet dieses Verhalten heute schon die Ausnahme; denn die sichtlichen Erfolge der prophylaktischen Impfung haben die meisten bekehrt oder ihre Priester sind klug genug, die Sache nicht zum äußersten zu treiben in einem Kampfe, in dem schließlich doch die Geldfrage für den Bauern ausschlaggebend werden muß.

f) Milzbrand.

Die Zahl der in Indien (außer den Zentralprovinzen) an Milzbrand verendeten Rinder und Büffel wird für das Jahr 1907/08 auf 15728 angegeben, für das Jahr 1909/10 auf 16666.

Die Bekämpfung der Seuche stößt auf erhebliche Schwierigkeiten. Denn die Anwendung irgend einer Impfmethode, bei der mit Impfverlusten zu rechnen ist, verbietet sich aus dem Grunde, weil sonst das Vertrauen der Bauern in die Schutzimpfung auch bei der Rinderpestbekämpfung, die für Indien zweifellos die wichtigere ist, erschüttert werden würde. Aus diesem Grunde wird zurzeit nur in sicheren Fällen von Anthrax sowie prophylaktisch beim Beginn einer sicher erkannten Epizootie die Serumbehandlung angewandt, die nur eine passive Immunität von kurzer Dauer verleiht. Sobald jedoch genügend geübte Beamte zur Verfügung stehen, soll bei künftigen Epizootien die auch in Deutschland erarbeitete und hier wie in Südamerika erprobte Simultanmethode unter Verwendung von Serum und Vaccine zur Anwendung kommen. Mittlerweile ist man im Laboratorium bestrebt, ein besonders hochwertiges Serum zu gewinnen. Im ganzen wurden 1907/08 in 123 Milzbrandepizootien 25047 Tiere (fast alles Rinder) mit Milzbrandserum behandelt, von denen 109 eingingen; von nicht behandelten Tieren verendeten 1343.

g) Hämorrhagische Septikämie.

An „Septicaemia haemorrhagica", die übrigens klinisch oft mit Milzbrand verwechselt wird, sind im Jahre 1907/08 in Indien (außer den Zentralprovinzen) 16173 Rinder und Büffel verendet. Für das Jahr 1908/09 werden 34124 Todesfälle allein aus dem zentralen Punjab sowie Ost-Bengalen und Assam gemeldet, während aus den übrigen Provinzen der ungenügenden Zahl der zur Verfügung stehenden Beamten wegen keine Statistik gewonnen werden konnte.

Für das Jahr 1909/10 wird die Sterblichkeit an hämorrhagischer Septikämie auf 39423 Rinder angegeben. Die Krankheit richtet besonders unter jungen Büffeln große Verheerungen an und läßt sich durch Serumbehandlung nicht bekämpfen. Denn das Serum verleiht nur für ganz kurze Zeit passive Immunität. Die Krankheit selbst tritt dagegen meist ganz plötzlich auf, führt nach ein bis zwei Tagen zum Tode der befallenen Tiere und verschwindet, um nach einiger Zeit in derselben Weise wieder zu beginnen. Es wurde deshalb 1908 überhaupt kein Serum zur Bekämpfung der hämorrhagischen Septikämie mehr abgegeben und im Laboratorium in Muktesar werden jetzt Versuche zur Gewinnung eines stärkeren Serums sowie einer wirksamen und unschädlichen Vaccine angestellt. Im ganzen wurden von April bis Dezember 1907 in 632 Epizooten 82849 Tiere prophylaktisch mit dem Serum behandelt, von denen 45 eingingen; von nicht behandelten Tieren starben 3129.

h) Rauschbrand.

An Rauschbrand (Black Quarter) sind im Jahre 1907/08 in Indien (außer den Zentralprovinzen) 11737 Rinder und Büffel verendet. In dieser Zahl sind auch viele Fälle von Milzbrand enthalten, insbesondere 3423 Fälle in Burma, die sich gleichzeitig auf Milzbrand und hämorrhagische Septikämie beziehen. Für das Jahr 1908/09 wird über Rauschbrand in nur etwas mehr als 10000 Fällen berichtet und es sind im ganzen 6211 Impfungen ausgeführt worden. Für das Jahr 1909/10 wird die Sterblichkeitsziffer an Rauschbrand auf 11934 angegeben.

Die Seuche wird mit gutem Erfolge mit „Blacklegoid" der nordamerikanischen Firma Parke Davis & Comp. behandelt.

Im Laboratorium in Muktesar wird ebenfalls eine Rauschbrandvaccine, und zwar in Pillenform, hergestellt, die mittels einer automatisch wirkenden Kanüle unter die Haut gebracht wird und eine aktive Immunität innerhalb 2 bis 3 Wochen erzeugt. Todesfälle infolge dieser Behandlungsmethode wurden noch nicht beobachtet. In den Zentralprovinzen wurden in 4 Dörfern 176 Rinder prophylaktisch mit dem in Muktesar hergestellten Impfstoff behandelt, die später alle von der Krankheit verschont blieben, während 83 nicht behandelte Rinder eingingen. Mit „Blacklegoid" wurden in 56 infizierten Dörfern 5005 Tiere geimpft; eins davon starb. Diese Zahlen beziehen sich nur auf Punjab, Nordh West Frontier Province und Central Provinces, aus dem übrigen Indien wurde für 1907/08 über Rauschbrandimpfung nichts berichtet.

i) Maul- und Klauenseuche.

Die Maul- und Klauenseuche herrscht in Indien andauernd. Im Jahre 1907/08 sind daran 21780 Rinder und Büffel nebst einer nicht näher feststehenden, aber erheblichen Anzahl Jungvieh verendet. Im Jahre 1909/10 belief sich die Zahl der Todesfälle infolge der Seuche bei Rindern auf 26403 und bei anderen Tieren auf 638.

Bezüglich des Jahres 1908/09 wird berichtet, daß viele Tiere an Maul- und Klauenseuche oder richtiger ausgedrückt (an den bei nachlässiger Behandlung erfolgenden Nachkrankheiten, Wundinfektionen) eingegangen sind. Die Seuche ziehe wie eine große Welle über das Land und lasse sich nicht aufhalten; bei richtiger Behandlung mit den einfachsten symptomatischen Mitteln könne jedoch der größte Teil der erkrankten Tiere gerettet werden.

k) Tollwut.

An Tollwut sind im Jahre 1907/08 verendet 132 und im Jahre 1909/10 29 Tiere.

l) Piroplasmosis und andere Krankheiten der Rinder.

Das Vorkommen der Piroplasmosis unter den Rindern wird aus den verschiedenen Distrikten des westlichen Indiens gemeldet. Es ist anzunehmen, daß die Krankheit stark verbreitet ist.

Eine sehr große Anzahl von Todesfällen erfolgt alljährlich durch Epizootien noch unbekannter Natur. Mit der Vergrößerung der Beamtenzahl wird man auch diesen Seuchen mit größerem Erfolge begegnen können. In den Laboratorien der „Veterinary

Colleges" und in Muktesar wird alle freie Zeit auf die systematische Erforschung der noch nicht bekannten Krankheiten verwandt.

m) Krankheiten der Kamele.

Über die Kamelkrankheiten werden durch einen besonders abgeordneten Beamten umfassende Untersuchungen angestellt. Am meisten sind die Tiere durch die „Surra" gefährdet, in einer Weise, daß die ganze Kamelzucht mit dem fortschreitenden Ausbau der Kanäle und der damit zusammenhängenden Verbreitung der Stechfliegen in Frage gestellt wird. In seinem sehr genauen Bericht empfiehlt der zuständige Beamte den Betrieb der Kamelzucht im Gebirge, Auftrieb nur auf einige große und günstige Weiden in den Ebenen des Punjab, Verschiebung der Manöverzeiten entsprechend der „Surra"-Perioden, Vermeidung bestimmter genau angegebener Zonen während der gefährlichsten Monate, Untersuchung des Blutes jedes einzelnen Kameles auf Trypanosomen in bestimmten Zwischenräumen und Blutuntersuchung vor dem Ankauf neuer Tiere. Die Behandlung mit Brechweinstein, Atoxyl, Auripigment hat die Parasiten zum Verschwinden gebracht, jedoch ohne Dauererfolg; denn kurz nach Aussetzen der Behandlung erscheinen sie wieder im Blute.

Im Gegensatz zu europäischen und amerikanischen Autoritäten konnten die erwähnten Beamten keine Empfänglichkeit des indischen Kamels für Maul- und Klauenseuche feststellen; die Tiere blieben selbst mitten unter dem daran erkrankten Rindvieh von der Krankheit verschont.

C. Impfstoffbereitungsanstalten.

Das Laboratorium in Muktesar stellt den ganzen Serum- und Vaccine-Bedarf her, mit Ausnahme des Tetanus-Antitoxins, das in kleineren Quantitäten regelmäßig frisch aus Europa bezogen wird. Die Vaccine für Rauschbrand, die bis Ende 1907 aus Amerika bezogen wurde, wird seitdem in dem einheimischen Laboratorium hergestellt. Da in dem hochgelegenen Muktesar während der strengen Wintermonate experimentell nicht gearbeitet werden kann, ist ein zweites Laboratorium, eine Filiale von Muktesar, in Bareilly errichtet, wo ebenfalls Serum hergestellt wird.

Im ganzen wurden in den Jahren 1907 bis 1910 folgende Mengen der verschiedenen Sera usw. in Muktesar und seiner Filiale abgegeben:

Serum (resp. Vaccine)	1907/08 Dosen	1908/09 Dosen	1909/10 Dosen
Rinderpest	440 585	627 349	446 981
Anthrax	38 772	30 933	12 404
Septicaemia haemorrhag.	112 713	3 500	9 960
Charbon Sympt. Vaccine	2 100	1 310	20 900
Mallein	7 926	9 052	10 137
Tuberkulin	75	144	469
Strangles	—	—	5 783

Außer der Serum-Vaccine- usw. Bereitung, welche die Beamten des Laboratoriums sehr in Anspruch nimmt, werden in Muktesar zahlreiche wissenschaftliche Versuche und Arbeiten auf dem Gebiete der Tierseuchenforschung ausgeführt. Während die Arbeiten seither außer im offiziellen Jahresbericht noch meist im „Journal of Tropical Veterinary Science" veröffentlicht worden sind, gibt das Institut jetzt regelmäßig seine eigenen „Memoirs" heraus und der Jahresbericht an die Regierung enthält nur noch administrative Nachrichten.

Seit 1908/09 erscheint das „Indian Veterinary Journal" (in Hindostani geschrieben), das früher schon einmal bestanden hatte, und jetzt wieder vierteljährlich in Lahore herausgegeben wird und den vielen in Lahore ausgebildeten Subalternbeamten unentbehrlich ist.

Eine weitere Aufgabe des Laboratoriums ist die Abhaltung von Ausbildungskursen für subalterne und auch für höhere Veterinärbeamte. Im Jahre 1907/08 wurden im ganzen 84 Veterinary Assistants in der Serumbehandlung ausgebildet (38 in Muktesar und 46 in Bareilly). Veterinär-Offiziere und Beamte, die derartige Kurse nach ihrem Examen schon durchgemacht haben (und das müssen alle Veterinär-Offiziere vor ihrer Aussendung nach Indien in England getan haben), können sich im Laboratorium ihren eigenen Spezial-Untersuchungen widmen, wenn sie dazu kommandiert werden.

Außer den erwähnten Arbeiten werden im Laboratorium die Untersuchungen eingesandter Präparate vorgenommen.

D. Staatliche Entschädigung bei Verlusten durch Viehseuchen.

Eine staatliche Entschädigung bei Verlusten durch Viehseuchen wird in Indien nicht bezahlt. Eine Ausnahme macht vorläufig nur Bengalen, wo eine kleine Summe für das nach dem „Glanders and Farcy Act" vernichtete Vieh ausgezahlt wird (vergl. S. 267).

E. Nachrichtendienst bei Seuchenausbrüchen.

Der Nachrichtendienst bei Seuchenausbrüchen läßt noch zu wünschen übrig, wie das bei der Neuheit der ganzen Organisation nicht anders zu erwarten ist. Eine Verzögerung in der Seuchenmeldung ist, abgesehen von der Unterlassung oder Verzögerung der Anzeige durch den Tierbesitzer, dadurch bedingt, daß der Subalternbeamte mangels örtlicher Untersuchungslaboratorien nicht oder nicht früh genug die Diagnose sicherstellen kann. Zurzeit kann eine derartige Untersuchung nur in den Veterinärhochschulen und im Forschungsinstitut zu Muktesar ausgeführt werden.

F. Zustandekommen der Viehseuchenstatistik.

Die Aufstellung einer Viehseuchenstatistik ist ebenfalls mit erheblichen Schwierigkeiten verbunden. Die Statistik erstreckt sich auf ganz Indien mit Ausnahme der Zentralprovinzen, deren Regierung mit Genehmigung des Gouvernements von Indien diese Statistik ihrer Ungenauigkeit wegen aufgegeben hat.

Die statistisch ermittelten Zahlen können keinen Anspruch auf Genauigkeit machen.

G. Verhütung der Seuchenverschleppung nach dem Auslande.

Von der indischen Regierung sind besondere Maßnahmen zur Verhütung der Seuchenverschleppung nach dem Ausland nicht getroffen worden, soweit nicht alle sanitären Vorschriften, welche die Verbreitung von Viehseuchen in Indien selbst bekämpfen, auch eine gewisse Rolle in Bezug auf das Ausland spielen.

H. Desinfektion bei Viehseuchen.

Bestimmte Vorschriften für die Desinfektion bei Viehseuchen bestehen nur in Bezug auf Rotz, Surra und epizootische Lymphangitis der Pferde (vergl. S. 269). Alle Maßregeln bei anderen Seuchenausbrüchen bleiben dem Gutdünken der zuständigen Veterinärbeamten überlassen und wechseln natürlich von Fall zu Fall; eine wirklich erfolgreiche Desinfektion läßt sich bei dem Mangel irgendwelcher sanitären-hygienischen Einrichtungen auf den Dörfern kaum durchführen.

I. Unschädliche Beseitigung der Kadaver. Abdeckereiwesen. Verwertung der Häute und anderer Abfälle von seuchenkranken Tieren.

Für die Beseitigung der Kadaver sorgen auf dem Lande die Geier, Schakale, wilden Hunde, Hyänen usw.; die Häute werden abgezogen und verkauft, nachdem sie provisorisch konserviert worden sind. Die Knochen werden nach genügender Trocknung in der Sonne ebenfalls verkauft. Es werden wohl auch einzelne Kadaver verbrannt, falls der Veterinärbeamte dieses Verfahren anordnen sollte, aber es bildet doch eine recht seltene Ausnahme. Und wenn der Eingeborene die Haut, die für ihn ein Gegenstand von erheblichem Werte darstellt, vorher retten kann, so tut er es. In Burma, wo der Häutehandel noch nicht über das ganze Land verbreitet ist, liegen die Verhältnisse teilweise anders. Der Kaiserliche Konsul in Akyab z. B. berichtet, die Kadaver sollten eigentlich verbrannt werden, wenn das Tier einer Seuche zum Opfer gefallen ist; in Wirklichkeit werden die Kadaver jedoch meist einfach in den Fluß geworfen. Nach dem Berichte des Kaiserlichen Konsuls in Rangoon ist die Ausfuhr irgendwelcher Teile von an Seuchen verendeten Tieren verboten. Das Verbot wird aber trotz der drohenden Strafe von 10 bis 14 M. allgemein überschritten, weil bei einem Preise von 11 bis 14 M. für die Haut der chinesische Händler ruhig der Gefahr des Abgefaßtwerdens — was übrigens in den seltensten Fällen geschieht — entgegensieht.

In Kalkutta besteht eine nach modernen Grundsätzen eingerichtete Abdeckerei, die durch eine deutsche Firma, deren Eigentum sie ist, betrieben wird. Es ist im Stadtbezirk von Kalkutta verboten, irgend einen Kadaver zu beseitigen; alles verendete Vieh muß an die Abdeckerei abgeliefert werden. Die Firma hält sich eingeborene Inspektoren, die diese Vorschrift kontrollieren und Übertretungen zur Anzeige bringen. Sie zahlt der Munizipalität etwa 2000 M. im Monat und hat dafür das Recht der Verwertung aller Teile der Kadaver. Nach einer Vereinbarung mit dem „Glanders and Farcy Department" (vergl. S. 268) werden an Rotz, Surra und epizootischer Lymphangitis verendete Tiere mitsamt der Haut unschädlich beseitigt. In großen

Kesseln (die ganze Anlage wurde von der Firma R. A. Hartmann, Berlin, geliefert) werden die Kadaver und Kadaverteile mit überhitztem Dampf ausgekocht; die Fleischbrühe läuft ab, und von ihr wird das nach der Abkühlung sich abscheidende Fett abgeschöpft. Es wird von Eingeborenen zur Seifenfabrikation verwandt, vielleicht auch zu Verfälschungen anderer Fette. Der nach dem Ablaufen der Brühe bleibende Rest wird trocken weiter erhitzt, wobei der sich bildende Dampf abgesogen wird und sich in einem Rieselapparat kondensiert; die übrigen Gase werden unter die Feuerung geleitet. Die ganze Masse zerfällt zuletzt in ein Pulver, das als Dünger geschätzt wird. Auch der größte Teil der Leimsubstanz wird mit in das Düngermehl verarbeitet, weil es wegen der Hitze und Feuchtigkeit in Kalkutta nicht möglich ist, die Kadavermasse auch, wie es in Europa geschieht, auf Gelatine zu verarbeiten. Was von dem Düngermehl an Leimsubstanz nicht mehr aufgesogen werden kann, wird an Ort und Stelle als Dünger benutzt und kommt in dickflüssigem Zustand in Blechkannen zum Verkauf.

Mit der Pinjrapole (vergl. S. 248) hat die Abdeckerei ebenfalls eine Vereinbarung getroffen, wonach gegen Zahlung von etwa 140 M. im Monat und der Transportkosten[1]) alle in dem Heim der Pinjrapole verendeten Tiere nach der Abdeckerei geschafft werden. Auch hier werden die Kadaver der an Rotz, Surra oder epizootischer Lyphangitis gestorbenen Tiere mit Einschluß der Häute verarbeitet; für derartige Kadaver zahlt jedoch die Firma keine Transportkosten.

Im übrigen werden die in der Abdeckerei abgezogenen Häute genau so behandelt, wie die zur Ausfuhr bestimmten indischen Häute überhaupt. Häute und Felle stehen an erster Stelle unter den aus Indien ausgeführten Artikeln tierischen Ursprungs. Im Jahre 1908/09 wurden etwa 62000 t im Werte von 113 Millionen Mark ausgeführt, von denen rund 16000 t unmittelbar nach Deutschland gingen. Zur Haltbarmachung der Häute sind in Indien verschiedene Arten des Verfahrens im Gebrauche, deren Anwendung die Verschleppung von ansteckenden Krankheiten verhüten soll. Der größte Teil der Häute (etwa 70% der aus Kalkutta ausgeführten) wird „arseniziert", d. h. die Häute werden seitens der ausführenden Firmen nach gründlicher mechanischer Reinigung mit einer Lösung von arseniksaurem Natrium behandelt und dann in nicht zu starker Sonne getrocknet. Von den Eingeborenen werden die Häute schon vorher haltbar gemacht, um sie, wenigstens für gewisse Zeit, vor Fäulnis, Insekten und Würmern zu schützen; sie würden sonst den langen Eisenbahntransport (oft über ganz Indien, und das — zumal in Zeiten eines schlechten Marktes — lange Liegen in den Häutelagern Kalkuttas nicht aushalten können. Zu diesem Zweck werden die Häute von den Eingeborenen in nicht zu starker Sonne oder im Schatten zuweilen auch an Feuern[2]) (namentlich in Burma) getrocknet, nachdem sie von Fleischresten möglichst befreit worden sind. In manchen Teilen Indiens werden sie noch dazu mit Asche eingerieben.

Werden die Häute vor dem Trocknen mit einer Lösung von Steinsalz behandelt, so spricht man von „trocken gesalzenen" Häuten; sie bilden etwa 25% der aus Kalkutta

---

[1]) Die Kalkutta Pinjrapole liegt außerhalb der Stadt in Sodepore, etwa 17 km von Kalkutta.
[2]) Die an Feuern getrockneten Häute gelten als minderwertig.

ausgeführten Häute. Solche Häute werden nicht weiter mit Arsenik behandelt, sondern im trocken gesalzenen Zustand verschickt. Eine dritte Art bilden die sogenannten „naß gesalzenen" Häute. Sie kommen in Fässern eingepökelt auf den Markt, werden aber vor der Verschiffung meistens noch umgepackt. Sie bilden etwa 5% der aus Kalkutta ausgeführten Häute. Von nicht zu weit entfernten Plätzen werden die Häute auch in Säcken eingesalzen auf den Markt geschickt. Auch diese „naß gesalzenen" Häute werden nicht „arseniziert".

Außer den in genannter Weise konservierten Häute werden, hauptsächlich von Madras aus, auch halbgegerbte Häute verschifft, die man am besten als „rohgares Leder" bezeichnet.

Häute sind eine so empfindliche Ware, daß es schon im Interesse der ausführenden Firmen liegt, sie derart zu behandeln, daß sie der Fäulnis und Würmern widerstehen. Durch richtige Ausführung der geschilderten Behandlungsmethoden wird auch eine Verschleppung von Krankheitskeimen, abgesehen vom Milzbrand, so gut wie unmöglich gemacht.

Sogenanntes „Leimleder", d. h. Häuteabfälle, werden bei ihrer Herstellung arseniziert, ebenso die sogenannten „Tierflechsen", die wie das Leimleder zur Leimbereitung dienen.

Hufe und Klauen werden aus Indien nicht ausgeführt, Haare nur in Form von Wolle oder auch ganzen ungeschorenen Schaffellen, die zu kleinen Bettvorlagen verarbeitet werden.

Indische Wolle wird nach Deutschland so gut wie nicht ausgeführt, Hörner in kleinen Mengen. Sie werden keinerlei weiterer Behandlung unterzogen, als daß sie vor dem Versand in der Sonne aufbewahrt werden.

Därme, die gleichfalls ausgeführt werden, werden einem zu ihrer Konservierung notwendigen sehr komplizierten Reinigungsprozeß unterworfen.

Der gefährlichste Artikel tierischen Ursprungs hinsichtlich der Seuchenverschleppung scheint das Knochenmehl zu sein. Es gehen nach Deutschland etwa 8000 t im Jahr, die in keiner Weise vorbereitet sind, um die Gefahr einer Seuchenverschleppung zu vermindern. Nachgewiesenermaßen ist Milzbrand durch aus Indien stammendes Knochenmehl in Neuseeland eingeschleppt worden; es erkrankten nicht nur Menschen, die mit dem Knochenmehl zu tun gehabt hatten, sondern auch Tiere, die auf den damit gedüngten Weiden gehalten wurden. Die Krankheit ist auf dieselbe Weise angeblich auch nach England eingeschleppt worden. Hier ließ sich jedoch der sichere Beweis für die Herkunft der Seuche nicht so einwandfrei dartun, wie es in Neuseeland der Fall gewesen ist. Neuseeland schützt sich jetzt durch strenge Einfuhrvorschriften (Regulations made under „The Stock Act 1893" and dated 23 October, 1905).

Danach müssen die zur Verarbeitung bestimmten Knochen mindestens 3 Stunden durch Einwirkung überhitzten Dampfes (138° Celsius, 50 engl. Pfund auf den Quadratzoll Dampfspannung) und das Knochenmehl selbst während mindestens 2 Stunden (131° Dampfspannung 40 englische Pfund auf den Quadratzoll) sterilisiert werden. Das Knochenmehl darf weder während der Fabrikation noch während des Transportes mit unsterilisiertem Knochenmehl in Berührung kommen, und in der zur Ausfuhr von

Knochenmehl nach Neuseeland zugelassenen Fabrik darf nichtsterilisiertes Knochenmehl überhaupt nicht hergestellt werden. Der Verschiffer von Knochenmehl sowie der Kapitän des Schiffes, mit dem Knochenmehl versandt wird, müssen eine schriftliche Erklärung abgeben, daß alle diese Vorschriften genau befolgt sind. Der Verschiffer zahlt 2 Rupien (etwa 2,70 M.) Gebühren für die Tonne an den von der Neuseeländischen Regierung in Indien angestellten Inspektor, der durch seine Leute eine dauernde Kontrolle der Fabrikation ausüben läßt, die Fabriken selbst der Reihe nach besichtigt und das Knochenmehl bakteriologisch, auch durch Tierversuch, auf sein Freisein von Krankheitskeimen untersucht. Die Jute-Säcke, in denen das Knochenmehl versandt wird, müssen neu sein, jeder Sack muß den Namen der Fabrik und die Bezeichnung seines Inhaltes als Marke tragen. Die Karren, auf denen die Säcke transportiert werden, dürfen niemals zum Transport nichtsterilisierten Knochenmehls benutzt worden sein und müssen vor Gebrauch in einer Weise gereinigt werden, welche die Billigung des Inspektors oder seiner Unterbeamten findet.

Die erwähnte schriftliche Erklärung des Verschiffers muß von dem Inspektor oder dem von ihm dazu ermächtigten Unterbeamten gegengezeichnet sein.

Der Preis einer Tonne sterilisierten Knochenmehls ist etwa 100 M.; rund 9 bis 10 M. entfallen auf die darin einbegriffenen Unkosten (Inspektionsgebühr, Sterilisationskosten und Gewichtsverlust beim Sterilisieren). Bei diesem Preise ist eine stetige Nachfrage vorhanden, und der Handel leidet in keiner Weise durch die strengen Vorschriften.

Die Vereinigten Staaten von Amerika haben die Einfuhr von Knochenmehl vorläufig überhaupt verboten. Die Österreichisch-Ungarischen Konsulate verweigern die auf Grund eines Zirkularerlasses des K. und K. Ministerium des K. Hauses und des Äußeren vom 12. September 1907 für den Import aller Artikel tierischen Ursprunges notwendigen Konsularzeugnisse über Ursprung und Unschädlichkeit, so daß seither nach Österreich-Ungarn überhaupt kein unsterilisiertes Knochenmehl aus Indien mehr eingeführt wurde. Sowie der Verschiffer nachweisen kann, daß das Knochenmehl sterilisiert ist, kann der Konsulatpaß erteilt werden.

Die Gefahr der Milzbrandverschleppung durch Knochenmehl ist sehr groß und darf nicht unterschätzt werden; denn das Knochenmehl stammt zum großen Teile von an Seuchen verendeten Tieren.

K. Bekämpfung der Viehseuchen in der Kolonie Ceylon.

Zur Bekämpfung der Viehseuchen, von denen auf Ceylon hauptsächlich Rinderpest, Maul- und Klauenseuche und Lungenseuche in Betracht kommen, ist vom Gouverneur eine Viehseuchenverordnung (The Contagious Diseases (Animals) Ordinance, 1909) erlassen worden. Danach besteht Anzeigepflicht, und der Ausbruch von Viehseuchen wird öffentlich bekannt gemacht. Das erkrankte Vieh wird abgesperrt, und es sind Maßnahmen vorgesehen gegen etwaige Seuchenverschleppung.

Auf dem Seeweg von einem Hafen innerhalb oder außerhalb der Kolonie ankommendes Vieh unterliegt einer Quarantäne.

Die Desinfektion der Ställe während eines Seuchenausbruchs liegt dem Viehhalter ob und ist unter Aufsicht der betreffenden Behörde auszuführen.

Verendetes Vieh wird in einer vier Fuß tiefen Grube verbrannt.

Über die Sterblichkeit unter dem Vieh liegen statistische Angaben vor für die Jahre 1904, 1906 und 1907.

Hiernach sind verendet:

  1904 von 1511038 Stück Vieh 17683 = über 1%,
  1906 „ 1522051 „ „ 8285 = unter 0,6%,
  1907 „ 1546611 „ „ 9837 = über 0,6%.

V. Schlachtvieh- und Fleischbeschau.

A. Organisation der Schlachtvieh- und Fleischbeschau in den Städten und auf dem Lande. Schlachthäuser.

Die Schlachthäuser sind in Indien durchweg städtische Einrichtungen. Der Hindu ißt kein Fleisch; der Mohammedaner im allgemeinen nur solches von Kleinvieh. Zum Verkauf geschlachtet wird nur in den Städten, und die „Municipal Acts" der verschiedenen Provinzen geben der Provinzialregierung das Recht, Vorschriften für die Errichtung und den Betrieb der Schlachthäuser zu erlassen. Die Einfuhr von Fleisch in die Städte ist verboten. Dieses Verbot wird z. B. in Bombay durch einen besonderen Stab von Beamten überwacht. In Kalkutta sucht man die Einschmuggelung von nicht untersuchtem Fleisch dadurch zu verhüten, daß ein vor der Stadt liegendes, nicht zu Kalkutta gehöriges Schlachthaus von den Schlachthaustierärzten Kalkuttas regelmäßig mit beaufsichtigt wird, genau wie wenn es zu Kalkutta gehörte. Die wichtigsten Bestimmungen für die Benutzung des Schlachthauses in Kalkutta sind folgende:

Nur die im Besitze eines vom Vorsitzenden der Munizipalität (Bürgermeister)[1]) ausgestellten Gewerbescheins befindlichen Schlächter und ihre Gehilfen haben Zutritt zum Schlachthaus. Alle Tiere müssen 24 Stunden vor der Schlachtung in Quarantäne gehalten werden und während dieser Frist genügend mit Trinkwasser von einwandfreier Beschaffenheit versorgt werden. Verdächtiges Vieh ist abzusondern und unter Beobachtung zu halten; an Seuchen erkranktes sowie sterbend eingeliefertes Vieh wird getötet und nach der Abdeckerei geschafft. Dagegen darf das Fleisch verunglückter Tiere, die noch lebend sofort nach dem Unglücksfall ins Schlachthaus gebracht werden, sofern es vom Tierarzt für gut befunden worden ist, verkauft werden. Ergibt die Fleischbeschau, daß eine Krankheit vorlag, so werden alle Teile des geschlachteten Tieres einschließlich der Haut zur Abdeckerei geschafft. Nur Häute von gesunden Tieren, deren Fleisch als genußtauglich befunden wurde, bleiben Eigentum der Schlächter und zu ihrer Verfügung.

---

[1]) Der Bürgermeister (Chairman of the Municipality) ist in Kalkutta ein Regierungsbeamter, Mitglied des „Indian Civil Service" und von der Regierung an die Spitze der Munizipalität gesetzt.

Das Schlachthaus muß mindestens einmal täglich gründlich gereinigt werden; außerdem hat jeder Schlächter dafür zu sorgen, daß sein Schlachtplatz sofort, nachdem das Tier geschlachtet ist, von allem Blut, Schmutz usw. gereinigt wird. Menschen, die an Lepra oder einer anderen Hautkrankheit oder an irgend einer Infektionskrankheit leiden, ist das Betreten des Schlachthauses verboten. Häute, Eingeweide, Abfälle usw. von gesund befundenen geschlachteten Tieren müssen sofort in einen dafür bestimmten Raum im Schlachthaus gebracht und daselbst gereinigt werden; sie dürfen dann im Hofe des Schlachthauses verkauft werden, ohne daß jedoch ein Käufer das eigentliche Schlachthaus betritt. Aller Schmutz und Abfall muß in besonders hierfür bestimmte Karren geladen werden. Was nach einer bestimmten Zeit noch im Schlachthaus liegen bleibt, wird Eigentum der Munizipalität, die darüber entsprechend verfügt. Was zu Nahrungszwecken aus dem Schlachthaus entfernt wird, muß in geschlossenen Körben auf Wagen verladen werden, die täglich durch den Schlachthausvorstand auf ihre Reinheit zu untersuchen sind.

An Schlachtgebühren sind an die Munizipalität zu zahlen:

für großes Hornvieh (Ochsen, Kühe, Büffel)
1. Klasse etwa 0,32 M,
2. Klasse etwa 0,16 M;
für Schafe, Ziegen, Schweine 0,16 M,
für Kälber und Lämmer 0,08 M für das Stück.

Ob eine Fleischbeschaffenheit 1. oder 2. Klasse vorliegt, wird bei der Fleischbeschau durch den Schlachthausvorsteher bestimmt. Nach dem Schlachten werden alle Fleischstücke mit dem Stempel der Munizipalität gestempelt, der gleichzeitig zur Unterscheidung von 1., 2. und 3. Qualität Fleisch dient. Trächtige Tiere dürfen nicht geschlachtet werden.

Die Durchführung dieser Vorschriften läßt allerdings zu wünschen übrig. Der Schlachthausvorsteher, der allein mit den Schlächtern zu tun hat, ist ein Laie, ihm sind zwei Veterinary Assistants beigegeben, welche die eigentliche Fleischbeschau handhaben. Die Tätigkeit des Vorstehers wird von einer Kommission von Gemeindevorstehern (Municipal Commissioners) überwacht, was aber in Indien nicht viel besagen will. Die Schlachttiere kommen meist in üblem Zustand an, da sie oft tagelang unterwegs gewesen sind, ohne Futter und in der trockenen Jahreszeit auch Wasser zu erhalten. Die Folge ist, daß Fleisch von wirklich guter Beschaffenheit kaum zu bekommen ist.

In Bombay sind für das Schlachthaus annähernd dieselben Bestimmungen getroffen wie in Kalkutta. In Rangoon wird eine 10 tägige Quarantäne für das zur Schlachtung angelieferte Vieh durchgeführt. In Madras wird das beanstandete Fleisch vergraben. Es bestehen daselbst zwei Schlachthäuser, eins für Großvieh und eins für Kleinvieh.

Da das Schlachten überall von Mohammedanern besorgt wird, und diese keine Schweine schlachten, gibt es stets ein besonderes Schlachthaus für Schweine. Hier sind die Schlächter Hindus niedriger Kaste, Parahs und Ureinwohner.

In Bombay wurden im Jahre 1907/08 2889 Büffel, 44414 Ochsen, Kühe und Kälber, 689508 Schafe und Ziegen und 478 Schweine geschlachtet. Als untauglich wurden zurückgewiesen: 2 Büffel, 2017 Ochsen, Kühe und Kälber und 30391 Schafe und Ziegen.

In Kalkutta gibt es außer dem erwähnten großen städtischen Schlachthaus in Tangra ein zweites, in dem nur Kleinvieh geschlachtet wird, ferner ein Schweineschlachthaus und eine Reihe von Privatschlachthäusern. Sämtliche Schlachthäuser werden von dem bereits erwähnten Schlachthausvorsteher und seinen Veterinary Assistants überwacht, ebenso das erwähnte, außerhalb Kalkuttas gelegene Schlachthaus (in Sonadanga), von dem aus fast sämtliches Fleisch nach Kalkutta zum Verkauf gebracht wird. Auch hier üben Beamte der Munizipalität die Oberaufsicht aus.

In der Zeit vom 1. Januar bis 31. Dezember 1908 wurden in dem Schlachthaus zu Sonadanga geschlachtet: 53828 Tiere, und zwar 36014 Ziegen, 7482 Schafe, 10308 Ochsen, 21 Büffel und 3 Kälber. In Kalkutta selbst wurden in demselben Zeitraume 363565 Tiere geschlachtet, nämlich 12399 Schweine, 14667 junge Lämmer, 163623 Ziegen, 78102 Schafe, 10465 Kälber, 11415 Ochsen 1. Klasse, 69752 Ochsen 2. Klasse und 3142 Büffel.

B. Ergebnisse der Schlachtvieh- und Fleischbeschaustatistik.

Eine ins Einzelne gehende Statistik besteht nur für Kalkutta. Im großen Tangra-Schlachthaus wurden während des Kalenderjahres 1908 als zu Schlachtzwecken untauglich zurückgewiesen 1142 Stück Vieh. Unter den Zurückweisungsursachen sind Trächtigkeit, Gelbsucht und Ankunft in sterbendem Zustand die häufigsten; dann kommen Maul- und Klauenseuche, Wassersucht, Pyaemie und sonstiges Fieber, Anaemie und hochgradige Abmagerung, schwere Hautkrankheiten und Diarrhöe.

In demselben Schlachthaus wurden während des Kalenderjahres 1908 etwas über 3000 kg Fleisch als ungenießbar beseitigt; in dem Schlachthaus für Kleinvieh wurden 992 Stück Vieh als untauglich zurückgewiesen und etwa 35 kg Fleisch vernichtet. Im Schweine-Schlachthaus wurden 228 Tiere zurückgewiesen und rund 700 kg Fleisch vernichtet (hauptsächlich wegen gesundheitsschädlicher Finnen Cysticercus cellulosae).

C. Verfahren mit beanstandetem Fleische.

Beanstandetes Fleisch oder sonstige tierische Teile werden in der Abdeckerei beseitigt. Was außerdem auf den Märkten als ungenießbar befunden wird, geht in den städtischen „Incinerator". In Madras wird das beanstandete Fleisch vergraben.

D. Vieh- und Fleischpreise.

Die Vieh- und Fleischpreise sind in den einzelnen Städten verschieden; erstere hängen sehr von dem jeweiligen Hautwert ab. Hie und da treibt ein Fleischerstreik die Preise für einige Zeit in die Höhe, sonst sind sie im allgemeinen von dem Verhältnis der Nachfrage zum Angebot abhängig und dadurch innerhalb gewisser Grenzen konstant.

In Kalkutta werden tägliche Preisnotierungen von dem Markt-Superintendenten herausgegeben, welche die niedrigsten und höchsten Preise feststellen und natürlich unverbindlich sind. Die besseren Stücke Fleisch werden nicht nach Gewicht verkauft, sondern nach Stück, z. B. Hammelrücken, Hammelkeule, Roastbeef, Ochsenlende, Kalbskeule usw. und sind recht teuer. Billiger ist das übrige Fleisch sowie alles Fleisch 2. und 3. Klasse. Ochsenfleisch 1. Klasse, mit Ausnahme der erwähnten im ganzen verkauften Stücke, kostet etwa 0,45 bis 0,50 M. das Kilogramm, ebenso Hammelfleisch. Auch das Hammelfleisch 2. Klasse kostet etwa 0,50 M., Ochsenfleisch 2. Klasse und Büffelfleisch kosten dagegen etwa nur 0,35 bis 0,40 M.

E. Verbote und Beschränkungen der Ein- und Durchfuhr von Fleisch, Fett und Erzeugnissen aus Fleisch und Fett.

Derartige Verbote bestehen nicht. Im Falle jedoch, daß die Ein- und Durchfuhr von Fleisch usw. einmal irgend eine Gefahr bieten sollte, können die Munizipalitäten mit Genehmigung der betreffenden Provinzialregierung sowie natürlich letztere überhaupt jederzeit entsprechende Vorschriften erlassen.

F. Exportschlächtereien.

Exportschlächtereien bestehen in Indien nicht.

G. Trichinenschau.

Vorschriften für Trichinenschau oder eigene Beamte dafür gibt es nicht; die erwähnte Untersuchung des Fleisches in den Schweineschlachthäusern umfaßt auch die Untersuchung auf Trichinen.

Bei dem beschränkten Verbrauch von Schweinefleisch in Indien ist natürlich die Gefahr der Trichinenübertragung an sich gering. Es scheint aber auch die Trichine überhaupt in Indien selten zu sein, wenigstens sind Fälle von Trichinose des Menschen, soweit bekannt geworden ist, nicht vorgekommen.

H. Staatliche Schlachtviehversicherung.

Eine staatliche Schlachtviehversicherung besteht in Indien nicht.

I. Schlachtvieh- und Fleischbeschau in der Kolonie Ceylon.

Die Besichtigung des Schlachtviehs und die Fleischbeschau wird durch die Beamten der Veterinärbehörde ausgeführt.

Es befindet sich nur ein öffentliches Schlachthaus in Ceylon, und zwar in Colombo.

Eine Schlachtvieh- und Fleischbeschau-Statistik wird nicht geführt.

Alles beanstandete Fleisch wird verbrannt.

In Colombo wird hauptsächlich für den Schiffsbedarf und die europäischen Einwohner geschlachtet, während das Vieh im Inland nur wenig zu Schlachtzwecken verwandt wird, da die Eingeborenen wenig Fleisch essen und das Töten von Tieren bei den Singhalesen als Buddhisten auch aus religiösen Gründen vermieden wird.

Es findet eine mäßige Einfuhr von gefrorenem australischen Fleische statt, zum größten Teil für den Hotelbedarf und die Verproviantierung der den Hafen anlaufenden Schiffe.

Für Ochsenfleisch werden 18 bis 25 Cents für das englische Pfund bezahlt, für Hammelfleisch, unter welchem Namen viel Ziegenfleisch verkauft wird, 40 bis 50 Cents für das Pfund.

Ausfuhrschlächtereien bestehen nicht.

Das Schlachten der Schweine wird von dem Leiter des Schlachthauses, der auch zugleich Trichinenschauer ist, überwacht. Die Eingeborenen im Innern essen wenig Schweinefleisch; von ihnen werden Schweine fast nur bei festlichen Gelegenheiten geschlachtet.

Die Trichinenschau wird von den Beamten der Veterinärbehörde ausgeübt.

Eine staatliche Schlachtviehversicherung besteht in der Kolonie Ceylon nicht.

If you have any concerns about our products,
you can contact us on
ProductSafety@springernature.com

In case Publisher is established outside the EU,
the EU authorized representative is:
**Springer Nature Customer Service Center GmbH
Europaplatz 3, 69115 Heidelberg, Germany**

Printed by Libri Plureos GmbH
in Hamburg, Germany